Lebensqualität bei Multipler Sklerose

Haas, Kugler, Nippert, Pöhlau, Scherer

J. Haas, J. Kugler, I. Nippert, D. Pöhlau, P. Scherer

Lebensqualität bei Multipler Sklerose

Berliner DMSG-Studie 2006
DMSG-Mitgliederbefragung 2006

DE GRUYTER

Autoren

Prof. Dr. med. Judith Haas
Chefärztin der Neurologischen Abteilung
Jüdisches Krankenhaus, Berlin

Prof. Dr. med. Dipl.-Psych. Joachim Kugler
Lehrstuhl Gesundheitswissenschaften/Public Health
Medizinische Fakultät „Carl Gustav Carus"
TU Dresden, Dresden

Dipl.-Pol. Ilona Nippert, M. A.
Geschäftsführerin der DMSG
Landesverband Berlin e. V. , Berlin

Dr. med. Dieter Pöhlau
Chefarzt der Neurologischen Klinik
Kamillusklinik Asbach, Asbach

Dr. med. Peter Scherer
Dienstleistungen für medizinische Forschung
Dr. SCHERER e. K., Berlin
Neurologie am Hackeschen Markt, Berlin

Das Werk enthält 22 Abbildungen und 58 Tabellen.

ISBN 978-3-11-020637-1
e-ISBN 978-3-11-021197-9

Library of Congress Cataloging-in-Publication Data

Lebensqualität bei multipler Sklerose : DMSG-Mitgliederbefragung 2006 / by Judith Haas . . . [et al.].
p. cm.
ISBN 978-3-11-020637-1
1. Multiple sclerosis--Patients--Germany--Berlin--Statistics. 2. Quality of liefe--Germany--Germany--Statistics. 3. Health surveys--Germany--Berlin. 4. Deutsche Multiple Sklerose Gesellschaft. I. Haas, Judith. II. Deutsche Multiple Sklerose Gesellschaft.
RA645.M82L43 2010
362.196'834--dc22 2010017234

Bibliografische Information der Deutschen Nationalbibliothek

Die deutsche Nationalbibliothek verzeichnet diese Publikation in der Deutschen Nationalbibliografie; detaillierte bibliografische Daten sind im Internet über http://dnb.d-nb.de abrufbar.

Projektplanung: Dr. Petra Kowalski. Projektmanagement: Simone Pfitzner
Herstellung: Marie-Rose Dobler
Gesamtherstellung: Druckhaus „Thomas Müntzer", Bad Langensalza

Vorwort

Im Jahr 1996 wurde durch den Landesverband Berlin der Deutschen Multiplen Sklerose Gesellschaft (DMSG) eine Befragung der MS-kranken Mitglieder durchgeführt (Studie zur Lebensqualität, DMSGS1996), welche Aufschluss über deren Krankheitscharakteristika, Lebensumstände, Lebensqualität, soziale Situation und Zufriedenheit mit verschiedenen Lebensbereichen lieferte. Die Ergebnisse wurden in Form eines Buches [1] publiziert. Genau 10 Jahre später wurde eine vergleichbare Befragung des Landesverbandes (DMSGS2006) durchgeführt, deren Ergebnisse mit dem vorliegenden Buch dargestellt werden.

In der DMSGS1996 [1] freuten wir uns über die 55%ige Rücklaufquote, und darüber dass Berliner MS-Patienten großes Interesse an einer so umfangreichen Datenerhebung zeigten. Der jetzige Fragebogen der DMSGS2006 umfasste nach mehreren Redaktionssitzungen zur Kürzung letztendlich immer noch 37 Seiten (1996: 24 Seiten) und wir waren sowohl mutig als auch zuversichtlich, dass diese im Vergleich zu 1996 deutlich umfangreichere Befragung ebenfalls von einem großen Anteil von Mitgliedern unterstützt und sorgfältig bearbeitet werden würde. Tatsächlich lag der Rücklauf bei 51 %. Über 1000 Fragebögen konnten der Auswertung zugeführt werden.

Für die rege Teilnahme, das große Interesse und für das unermüdliche Ausfüllen der vielen Seiten mit teils schwierigen Fragen zu persönlichen Dingen wie Einkommen, zu krankheitsspezifischen Inhalten, zu Zufriedenheit und zur Lebensqualität, möchten wir uns an dieser Stelle ganz herzlich bei allen Teilnehmern der Studie bedanken. Wir hoffen, dass ihre Arbeit Früchte in Form eines regen Interesses an den vorliegenden Daten in der Fachwelt tragen, mehr noch aber, dass die Inhalte dieses Buches Spuren in den politischen Kreisen hinterlassen werden.

Weiterhin würden wir uns freuen, wenn die am Ende des Buches zusammengefassten Empfehlungen für ein glücklicheres Leben tatsächlich bei dem einen oder anderen MS-Betroffenen (aber auch bei anderen Lesern) etwas Positives für deren Alltagsbewältigung bewirken könnten.

Das Buch richtet sich sowohl an wissenschaftlich interessierte Leser als auch an MS-Betroffene, an andere chronisch Kranke und an gesunde Leser, die sich Gedanken über Lebensqualität bei MS im Speziellen oder über Faktoren, die Zufriedenheit und Glück im Allgemeinen beeinflussen, machen. Im Folgenden werden daher neben den selbst erhobenen und analysierten Daten auch wichtige publizierte Arbeiten vorgestellt. Die Darstellung konzentriert sich darauf, beide Erkenntnisquellen (Publikationen und eigene Datenpräsentation) nicht zu trennen, sondern kontextnah im jeweiligen Kapitel direkt gegenüberzustellen. So wird das Buch auch für den Laien leichter lesbar, da Letzterer nicht gezwungen ist, vor- und zurückzublättern, wenn er das Zitierte aus Publikationen mit dem aktuell Berechneten vergleichen möchte. Am Ende des Buches stehen Empfehlungen, was getan werden kann, damit die Lebensqualität, das Glücksempfinden und die Zufriedenheit generell im Leben steigen; hier möchte das Buch dazu einladen, über den Tellerrand der reinen Medizin und MS-Forschung hinaus zu gucken und die hochinteressanten Ergebnisse der Glücksforschung in das eigene Lebenskonzept zu integrieren. Seitdem Nobelpreise für „Glücksforscher" vergeben wurden (z. B. Daniel Kahnemann, Nobelpreis 2002), ist auch dieser Zweig der Forschung gesellschaftsfähig geworden.

Die Grafiken wurden möglichst einfach gestaltet und wo dies nicht möglich war, wurden Tabellen angefertigt. Ein Bilderbuch-Image sollte nicht induziert werden. Deshalb wurden Farben nur dann verwendet, wenn darin notwendigerweise eine Information zu kodieren war, ansonsten wurde mit schwarz-weiß gearbeitet.

Statistische Berechnungen wurden durchgeführt und statistische Testgrößen nur dort präsentiert, wo dies erforderlich schien, um den Text nicht mit Zahlen zu überfrachten, die insbesondere für Laien schwer verdaulich sind. Ganz kann aber auf solche Zahlenangaben nicht verzichtet werden, da die Glaubwürdigkeit von Ergebnissen stark von solchen dokumentierten Größen abhängt.

Wo möglich, wurde im Falle, dass beide Geschlechter gemeint sind, der Plural verwendet; aus Gründen der Übersichtlichkeit und grammatikalischen Korrektheit musste manchmal der Singular verwendet werden. Es wurde der männliche Singular verwendet, jedoch sollen kontextabhängig beide Geschlechter gemeint sein. In der nächsten Auflage des Buches werden wir der Gerechtigkeit halber alle Singulare weiblich ausdrücken und die männlichen Vertreter dürfen sich dann kontextabhängig als mit gemeint fühlen.

Die Teilnahme am medizinischen und gesellschaftlichen Fortschritt zu gewährleisten ist das herausragende Ziel unserer Selbsthilfeorganisation. Die Deutsche Multiple Sklerose Gesellschaft (DMSG) Landesverband Berlin hat es sich zur Aufgabe gemacht, durch Beratung, Vermittlung von Informationen, die auf dem aktuellen Stand der medizinischen Forschung beruhen, Gründung und Anleitung von Selbsthilfegruppen, Trainingsprogrammen die Krankheitsbewältigung bei den Betroffenen zu fördern.

Wir prägen das Motto „Nur ein gut informierter Patient, ist ein guter Patient". Dieses Buch soll dazu beitragen.

Unser Dank gilt der Firma Merck Serono, mit deren freundlicher finanzieller Unterstützung wir den Versand und die Auswertung der Studie meistern konnten. Auch Bayer Healthcare danken wir für die Unterstützung der Befragung für die Studie 1996, deren Ergebnisse auch jetzt wieder verwendet wurden, und für die Unterstützung in diesem Jahr, die eine Publikation ermöglichte. Die Veröffentlichung wurde ebenfalls durch die Unterstützung der DAK, der IKK und der AOK Berlin ermöglicht. Auch hierfür möchten wir uns herzlich bedanken.

Berlin, im Juni 2010 — Die Autoren

Inhalt

Autorenverzeichnis

Prof. Dr. med. Judith Haas
Chefärztin der Neurologischen Abteilung
Jüdisches Krankenhaus
Iranische Straße 2–4
13347 Berlin
Judith.Haas@jkb-online.de

Prof. Dr. med. Dipl.-Psych. Joachim Kugler
Lehrstuhl Gesundheitswissenschaften/
Public Health
Medizinische Fakultät „Carl Gustav Carus"
TU Dresden
Fetscherstraße 74
01307 Dresden
kugler@imib.med.tu-dresden.de

Dipl.-Pol. Ilona Nippert, M. A.
Geschäftsführerin der DMSG
Landesverband Berlin e. V.
Paretzer Straße 1
10713 Berlin
info@dmsg.de

Dr. med. Dieter Pöhlau
Chefarzt der Neurologischen Klinik
Kamillusklinik Asbach
Hospitalstraße 6
53567 Asbach
Dieter.Poehlau@Kamillus-Klinik.de

Dr. med. Peter Scherer
Dienstleistungen für medizinische
Forschung
Dr. SCHERER e. K.
Kantstraße 125
10625 Berlin
Neurologie am Hackeschen Markt
Dircksenstraße 47
10178 Berlin
schererpw@berlin.sireco.net

Liste der Abkürzungen und Fachbegriffe

AGES	Allgemeine Gesundheitswahrnehmung (Subskala der MSQOL-54)
Anteil (%)	Anzahl mit einem bestimmten Merkmal mal hundert geteilt durch die gültige Fallzahl (Prozentsatz an Merkmalsträgern einer Stichprobe).
Anzahl (n)	Fallzahl, die gültig ist (Stichprobe).
BMI	Body-Mass-Index, ein Maß für den Gewichtsstatus (z. B. „Übergewicht"), BMI = (Gewicht in kg) geteilt durch (Körpergröße in m zum Quadrat).
CAM	Complementary and Alternative Medicine, also komplementäre und alternative diagnostische oder therapeutische Methoden. Im Folgenden wollen wir hierunter solche Methoden verstehen, die in Kombination mit („komplementär") schulmedizinischen Methoden oder anstatt („alternativ") schulmedizinischer Methoden verwendet werden können. Schulmedizinische Methoden sind solche, die naturwissenschaftlich begründbar sind, z. B. durch eine hinreichend statistisch abgesicherte empirische Datenlage.
CIS	Clinically Isolated Syndrome, erstes Schubereignis, das den Verdacht auf MS aufkommen lässt, ohne dass die Diagnosekriterien der MS aber bereits erfüllt sind, wofür der Nachweis einer zeitlichen und topischen Dissemination zentralnervöser Störungen erforderlich wäre.
cMRT	Zerebrale Kernspintomographie, zerebrale Magnetresonanztomographie
DEPRESS	Maß für Depressivität, als Ergebnis einer Faktorenanalyse wie in der DMSGS1996 beschrieben.
DEPRSTOR	Variable aus der Frage nach depressiven Störungen [0 nein; 1 ja]
DMSG	Deutsche Multiple Sklerose Gesellschaft
DMSG Berlin	Berliner Landesverband der DMSG
DMSGS1996	Die 1996 durchgeführte Lebensqualitätsstudie [1] der DMSG Berlin, die in Form einer Befragung der Mitglieder durchgeführt wurde.
DMSGS2006	Die 2006 durchgeführte Lebensqualitätsstudie (aktuell vorliegende Studie) der DMSG Berlin, die in Form einer Befragung der Mitglieder durchgeführt wurde, und die Gegenstand dieses Buches ist.
E	Exponent von 10. Beispielsweise wird 0,0000035 als 3,5E-6 notiert, das will heißen $3{,}5 \cdot 10^{-6}$.
EBM	Evidenzbasierte Medizin, Empfehlungen zu Therapie und Diagnostik, die strenge wissenschaftliche Kriterien erfüllen.
EDSS	Expanded Disability Status Scale, eine „Behinderungsskala", eigentlich eine Impairment- und Disability-Skala (Skala für neurologische Ausfälle und Fähigkeitsstörungen) für MS.

EDSSS	EDSS geschätzt nach dem Algorithmus, der in der DMSGS1996 beschrieben ist.
EMRO	Emotionale Rollenfunktion (Subskala der MSQOL-54)
EQ5D	EuroQoL Five Dimensions-Lebensqualitätsskala (eine Indexskala, als Ergebnis resultiert eine Zahl, also ein Index, der Utility genannt wird).
EQ5D-VAS	EuroQoL Visuelle-Analog-Skala (ergibt einen Lebensqualitätsindex, also eine Zahl, welche Utility genannt wird).
F1-körperlich	Faktor körperliche Beeinträchtigung, berechnet aus Variablen, die aus der DMSGS1996 stammen.
F2-depressiv	Faktor Depression berechnet aus Variablen, die aus der DMSGS1996 stammen.
F3-angespannt	Faktor Angespanntheit berechnet aus Variablen, die aus der DMSGS1996 stammen.
F4-kommunikativ	Faktor Störungen der Kommunikationsfähigkeit berechnet aus Variablen, die aus der DMSGS1996 stammen.
FUHLSTOR	Frage nach Gefühlsstörungen durch die MS: [0 nicht vorhanden, 1 vorhanden].
GEHSTOR	Frage nach Gehstörungen (Kraft und Ausdauer) durch die MS: Gehstörungen vorhanden [0 nein; 1 ja].
GESÄN	Veränderung des Gesundheitszustands (Subskala der MSQOL-54)
GESCH	GESCH ist identisch mit GESCH06.
GESCH06	Geschlecht [1 männlich; 2 weiblich]
GESOR	Gesundheitsbelastung (Subskala der MSQOL-54)
GESQOL	Gesamte Lebensqualität (Subskala der MSQOL-54)
GLEIGEWI	Frage nach Gleichgewichtsstörungen beim Laufen [0 nie, 3 immer].
HRQoL	Health Related Quality of Life, gesundheitsbezogene Lebensqualität
ICF	Siehe ICIDH.
ICIDH	International Classification of Impairments, Disabilities and Handicaps. Behinderung nach ICIDH-1(1980)/ICIDH-2 (1997)/ICF (2001), WHO. Unterschieden werden folgende Begriffe: Schädigung (Impairment), gesundheitliche Integrität (Functioning), Behinderung (Disability), Leistungsbild (Activity), maximale Leistung (Capacity = Activity + Participation), Benachteiligung (Handicap), Teilhabe und Eingliederung (Participation), Leistung im aktuellen Umfeld (Performance). Details siehe [2].
IMMUNMOD	Variable, die aus Fragen nach aktuellen Immuntherapeutika ermittelt wurde [0 keine aktuelle Immunmodulatoren; 1 aktuell angewandte Immunmodulatoren, z. B. Avonex®, Betaferon®, Rebif®, Glatirameracetat® oder andere].
Inzidenz	Siehe unter Prävalenz.
IQ	Intelligenzquotient, in der vorliegenden Studie wird nur eine grobe Abschätzung mit dem Wilson-Algorithmus angewandt, welche eine Schätzung der prämorbiden (vor MS-Beginn) bildungsabhängigen verbalen und nonverbalen, sozial verwirklichten Intelligenz ermöglicht.

Item	Einzelne Aufgabe oder Frage in einer Serie von Aufgaben oder Fragen. So besteht ein Fragebogen zumeist aus vielen Items (Einzelaufgaben). Der MSQOL-54 hat beispielsweise 54 Items, also 54 Fragen.
KI	Der Karnofsky-Index, eine Lebensqualitätsskala, die vor allem in der Onkologie verwendet wird (Indexskala, diagnoseübergreifend).
KM	Kontrastmittel, hier: Gadolinium als Kontrastmittel für die Kernspintomographie.
KÖFU	Körperfunktionen (Subskala der MSQOL-54)
KOGFU	Kognitive Funktionen (Subskala der MSQOL-54)
KOMPASS	Mitgliederzeitschrift, die von der DMSG Berlin herausgegeben wird.
KÖRO	Körperliche Rollenfunktion (Subskala der MSQOL-54)
LP	Lumbalpunktion: Methode zur Gewinnung von Nervenwasser (Liquor). Liquordiagnostik ist ein wichtiger Baustein für die MS-Diagnosestellung.
Max	Maximum aus einer Messwertfolge; im Beispiel unter Quartil gilt: Max = 176 cm.
Median	Eine Form des Mittelwerts, die auf Rangfolgen beruht und robuster gegen Merkmalsausreißern von Variablen ist, außerdem nicht zur Voraussetzung hat, nur bei annähernd gegebenen Normalverteilungen gut anwendbar zu sein. Im unter Quartil stehenden Beispiel ist der Median 171 cm.
MEP	Magnetische Evozierte Potentiale; diagnostische Methode, die auf dem Prinzip der Magnetstimulation der motorischen Hirnrinde beruht und Aufschluss über Läsionen (Schädigungen) im motorischen System geben kann.
MHCS	Mental composite score, mentale (psychische und kognitive) Lebensqualität (Subskala der MSQOL-54)
Min	Minimum aus einer Messwertfolge; im Beispiel unter Quartil gilt: Min = 161 cm.
MRT	Magnetresonanztomographie, Kernspintomographie, z. B. cMRT zerebrale Kernspintomographie.
MS	Multiple Sklerose
MSQOL-54	Multiple Sclerosis Quality of Life- Lebensqualitätsskala, welche die SF-36 beinhaltet und um MS-spezifische Items erweitert wurde. Damit handelt es sich um eine Profilskala, die teilweise MS-krankheitsspezifisch ist und die einen diagnoseübergreifenden Teil (SF-36-items) beinhaltet. Je höher die Werte in der MSWOL-54 oder in den Subskalen, desto höher die Lebensqualität.
MSTKG	Multiple-Sklerose-Therapie-Konsensus-Gruppe. Setzt sich aus vielen MS-Spezialisten zusammen, die überwiegend aus Deutschland oder aus den deutschsprachigen europäischen Ländern stammen.
MSVERFOR:	Variable aus der Frage nach der MS-Verlaufsform [1 RRMS; 2 SPMS; 3 PPMS]; RRMS = schubförmig remittierende MS, SPMS = sekundär progrediente MS und PPMS = primär progrediente MS.

MW	Arithmetischer Mittelwert, Summe aller Merkmalsausprägungen geteilt durch die Fallzahl; sinnvoll anwendbar bei annähernd normalverteilten Merkmalen. Im unter Quartil stehenden Beispiel liegt der Mittelwert bei ca. 168,9 cm.
N, n	Anzahl von Fällen, Fallzahl. Im unter Quartil stehenden Beispiel gilt: n = 9.
n.s.	nicht signifikant, erfüllt nicht die Kriterien, die für „statistisch signifikant" gelten; in der Regel, wenn der Fehler erster Art unter 5 % liegt (Wahrscheinlichkeit für „falsch positiv" unter 5 %).
NRW2004	Die 2004 in Nordrheinwestfalen durchgeführte Lebensqualitätsstudie, die ebenfalls als Befragung der DMSG-Mitglieder konzipiert und publiziert wurde [3].
PHCS	Physical composite score, körperliche Lebensqualität (Subskala der MSQOL-54)
Placebo	Scheinmedikament
PPMS	Primär progrediente MS, englisch: Primary Progressive MS
Prädiktor	Faktor, der die Merkmalsausprägung einer Variablen (mit einer anzugebenden Wahrscheinlichkeit) vorhersagen kann. So sind kardiovaskuläre Risikofaktoren Bluthochdruck, Übergewicht mit Bewegungsmangel (viszerales Fett), erhöhte Blutfette, Nikotin, übermäßiger Alkoholgenuss und Diabetes mellitus Prädiktoren für einen späteren Schlaganfall oder Herzinfarkt, sagen diese Erkrankungen also mit erhöhter Wahrscheinlichkeit voraus.
Prävalenz	Auftretenshäufigkeit z. B. einer Krankheit, hier wird die Punktprävalenz (zu einem bestimmten Zeitpunkt ermittelt, z. B. aktuell im Jahr 2008) verstanden. „Eine Prävalenz der Krankheit X in Deutschland von 100/100 000 = 0,1 %" bedeutet: Von hunderttausend unselektierten Personen in Deutschland haben erwartungsgemäß einhundert die Krankheit X (egal wie lange sie die Krankheit im Einzelnen schon haben). Davon abzugrenzen ist der Begriff Inzidenz, worunter man den Anteil an Neuerkrankungen (Krankheit X, Population P, Zeitraum T) versteht. Die Überlebenszeit bei einer unheilbaren Krankheit kann mit den beiden Zahlen Prävalenz und Inzidenz abgeschätzt werden.
PROZSCHW	Prozent (Grad der Behinderung, GdB), wie im Schwerbeschädigtenausweis des Befragten ausgewiesen.
PSYCH	Psychisches Wohlbefinden (Subskala der MSQOL-54)
QALY	Quality Adjusted Life Years, lebensqualitätsadjustierte Lebensjahre, ein Utility-Maß, das die Lebenszeit, die noch verbleibt, mit der Lebensqualität in dieser Zeit verrechnet.
QoL	Quality of Life, Lebensqualität
Quartil	Streuungsmaß für Rangfolgen, z. B. günstig anzuwenden bei nicht-normalverteilten Merkmalen. Zwischen erstem und 3. Quartil liegen 50 % der Fälle, Eine Merkmalsausprägung, das dem 3. Quartil entspricht, wird bei 75 % der Fälle unterschritten. Beispiel: bei der Größenmessung von neun Personen (also n = 9) mit den Messwerten in cm {161, 162, 165, 167, 171, 172, 173,

	173, 176} liegt das erste Quartil (25 %-Perzentile) bei 165 cm, das dritte Quartil (75 %-Perzentile) bei 173 cm. Das zweite Quartil (50 %-Perzentile) entspricht dem Median und liegt bei 171 cm.
R, r, R^2	Korrelationskoeffizient r (oder R). Der quadrierte Wert R^2 gibt an, welcher Anteil der Varianz eines Zusammenhangs durch die untersuchte Korrelation erklärt werden kann.
RRMS	Schubförmig remittierende MS, englisch: Relapsing Remitting MS
SACHSEN2003	Die 2003 in Sachsen durchgeführte Lebensqualitätsstudie, die ebenfalls als Befragung der DMSG-Mitglieder konzipiert ist und von publiziert wurde [4].
SCHM	Schmerzen im Sinne von körperlichen Schmerzen (Subskala der MSQOL-54)
Score	Bezeichnet eine Skala selbst (Scale), in der Regel jedoch das Ergebnis einer Skala (z. B. Punktestand bzw. Punktewert in einer Lebensqualitätsskala oder Wert in einem aus mehreren Variablen berechneten Faktor).
SD	Standardabweichung, ein Streuungsmaß, das nur bei annähernd normalverteilten Merkmalen sinnvoll anzuwenden ist. Zwischen −1 SD und +1 SD liegen ca. 68 % der Fälle (Normalverteilung angenommen). Im unter Quartil stehenden Beispiel liegt die Standardabweichung bei ca. 5,3 cm. Die Standardabweichung ist die Quadratwurzel der Varianz. Die Varianz ist die Summe aller Abweichungsquadrate vom Mittelwert geteilt durch die Fallzahl.
SEFU	Sexualfunktion (Subskala der MSQOL-54)
SEM	Standardfehler des Mittelwerts, bezeichnet eine Schätzung der Streuung des Mittelwerts.
SEXSTOR	Frage nach sexuellen Störungen [0 nicht vorhanden, 1 vorhanden].
SF-36	Medical Outcomes Study 36-item Short-Form Health Survey. Eine Profilskala, die diagnoseübergreifend Lebensqualität mittels Fragebogen erfasst.
signifikant	Siehe unter Signifikanz.
Signifikanz	Signifikant bedeutet: Statistisch bedeutsam. Zum Beispiel nicht in erster Linie durch Zufall erklärbar. Im vorliegenden Buch sollen Zusammenhänge/Unterschiede als signifikant gelten, wenn die Irrtumswahrscheinlichkeit für einen Fehler erster Art (Alpha-Fehler, falsch positiver Fehler, fälschlicherweise einen Zusammenhang/Gruppenunterschied zu sehen, der gar nicht da ist) geringer als 5 % ist, also $\alpha \leq 0{,}05$. Beim multiplen Testen muss der Alpha-Fehler korrigiert werden (z. B. mittels Bonferroni-Korrektur).
SOFU	Soziale Funktionen (Subskala der MSQOL-54)
SPASTOR	Frage nach Spastik [0 nicht vorhanden, 1 vorhanden].
SPMS	Sekundär progrediente MS, englisch: Secondary Progressive MS
SPSS	Software zur statistischen Datenanalyse
SWINDST	Frage nach Schwindel [0 nicht vorhanden, 1 vorhanden].
TU	Technische Universität
UAW	Unerwünschte Arzneimittel-Wirkung, Nebenwirkung.
VAS	Visuelle Analog-Skala.

Verum	Wirkliches Medikament im Gegensatz zu Placebo (Scheinmedikament)
VIT	Vitalität (Subskala der MSQOL-54)
WHO	Weltgesundheitsorganisation
WIE_GEH	Ausmaß an Gehstörungen [1 geringe Gehstörungen; 3 deutliche Gehstörungen]
ZEITUNG	Frage nach der Fähigkeit Zeitung zu lesen [0 nie möglich, 3 ohne Probleme möglich].
ZUSEX	Zufriedenheit mit dem Sexualleben (Subskala der MSQOL-54)

1 Einleitung

In diesem Buch steht die Lebensqualität bei MS-Kranken ganz im Zentrum der Betrachtung. Zunächst soll beleuchtet werden, wie sich der Verlauf der MS1-2 25-2 auf Behinderung, Wohlergehen und Lebenserwartung auswirkt. Dabei muss die Situation MS-Kranker im Kontext zur Lebensqualität, Lebenszufriedenheit und Lebenserwartung in der übrigen Bevölkerung Deutschlands gesehen werden. Schließlich wird analysiert, wodurch sich die Befragung 1996 (DMSGS1996) [1] von der Studie 2006 (DMSGS2006), die im vorliegenden Buch dargestellt wird, unterscheidet.

1.1 Multiple Sklerose: Wohlergehen, Behinderung und Lebenszeit

Die Multiple Sklerose ist eine der häufigsten chronischen neurologischen Erkrankungen und betrifft vorwiegend junge Erwachsene. Der Beginn liegt im Mittel bei etwa 30 Lebensjahren (20–40). Jedoch beginnen etwa 0,5% bereits vor dem 10. Lebensjahr; ein MS-Beginn mit über 60 ist sehr selten. Die Altersverteilung ist international fast identisch, auch in Ländern, in denen MS seltener vorkommt (Länder mit niedriger Prävalenz). Die Verteilung zwischen den Geschlechtern weiblich/männlich liegt bei etwa 2/1. Von 100 zufällig ausgewählten MS-Kranken sind also etwa 67 Frauen und etwa 33 Männer. Bei den MS-Kranken mit sehr frühem Krankheitsbeginn (vor dem 16. Lebensjahr) oder sehr spätem Krankheitsbeginn (nach dem 45. Lebensjahr) ist das Geschlechtsverhältnis noch mehr in Richtung hohen Mädchen- bzw. Frauenanteils hin verschoben.

Die Prävalenz in Deutschland wird derzeit mit bis zu 0,15% (0,12 bis 0,15) der Bevölkerung geschätzt (Punktprävalenz) [2]. Obwohl die Krankheit mit oder ohne Schübe langsam fortschreitet, bis hin zur schweren Behinderung, die viele MS-Kranke betrifft, gilt die Lebenserwartung im Mittel als nicht nennenswert reduziert [3]. Gegenüber der Allgemeinbevölkerung schätzt man eine um 6–7 Jahre verkürzte Lebenserwartung. Dies klingt auf den ersten Blick vielleicht erschreckend. Man muss diese Reduktion der Lebenserwartung nun aber im Kontext sehen.

Hierzu ein paar kürzlich publizierte Zahlen [4]: In einer Grundgesamtheit von 50jährigen Deutschen haben Rostocker Forscher (Zentrum zur Erforschung des Demographischen Wandels) die Lebenserwartung in Abhängigkeit von unterschiedlichen Faktoren untersucht. Die Ergebnisse beschreiben statistische Zusammenhänge, keine Kausalitäten (keine Ursache-Wirkungs-Beziehungen). Aktuell 50jährige haben eine Lebenserwartung von noch 27 Jahren Restlebenszeit (Männer sind im Mittel dann 77 Jahre alt) bzw. von noch 32 Jahren (Frauen sind im Mittel dann 82 Jahre alt). Eine Lebenszeitverkürzung (–) bzw. Verlängerung (+) im Sinne von Änderung der Restlebenszeit bei jetzt 50jährigen Männern und Frauen und zwar im Vergleich zu einer durchschnittlichen Referenzperson (ohne Risikofaktoren) ist in Tabelle 1.1 dargestellt. Manche „Risikofaktoren" – und es handelt sich teilweise um „gewöhnliche", bei Gesunden häufig vorkommende Faktoren – verkürzen dramatisch die Lebenserwartung, so z. B. Familienstand ‚geschieden' um ca. 10 Jahre, ‚niedrige Bildung' um 7 bis 9 Jahre, ‚arbeitslos' um 12 bis 14 Jahre, ‚unzufrieden mit der Gesundheit' um 18 Jahre (hierbei zählt die subjektive Einschätzung, nicht die objektiven Leiden), ‚Diabetes mellitus' um 21 Jahre, nur um ein paar Beispiele zu nennen.

Natürlich sind das nur statistische Größen, die für Kollektive gelten, Für einzelne Menschen lassen sie keine Prognosen über deren Lebenserwartung zu. Denn die statistischen Daten unterliegen einer großen Streuung. Das erklärt, warum es auf der Welt 100jährige Raucher mit Bluthochdruck und Diabetes gibt, die eine niedrige Bildung haben und geschieden sind.

Mit diesen Zahlen im Hinterkopf muss die relative Lebenszeitverkürzung von MS-Kranken von 6 Jahren ins Verhältnis gesetzt werden. Letztere ist also nicht dramatisch. Andere Faktoren spielen eine viel größere Rolle, wenn es um Lebenszeitverkürzung geht.

Darüber hinaus gilt umso mehr, dass die Lebenserwartung kaum verkürzt ist, wenn zwischen erstem und zweitem Schub ein großer Zeitraum liegt [5].

Aus Verlaufsuntersuchungen [6, 7] weiß man, dass ein Großteil der MS-Betroffenen einen günstigen Verlauf ihrer Krankheit erwarten kann. Angenommen 100 MS Patienten werden über viele Jahre in ihrem Krankheitsverlauf verfolgt. Im Mittel muss man mit folgenden Verläufen rechnen. Neunzig von den 100 beginnen als RRMS, 10 als primär progrediente MS (PPMS). Nach 10–15 Jahren haben etwa 35 Patienten einen progredienten Verlauf (SPMS). Die Schubfrequenz beträgt im Mittel ca. 0,65 pro Jahr zu Beginn. Die mittlere Schubdauer beträgt 12 Monate. Nach 17 Jahren können noch 50 (die Hälfte!) ohne Gehhilfe gehen. Die Lebenserwartung ist kaum vermindert, nur bei den ganz wenigen mit starker Behinderung, dann durch Komplikationen (Lungenembolie, Aspiration, Pneumonie, Dekubitus, o. a.). Nach 10 Jahren Verlauf hat sich der EDSS im Mittel um einen Punkt erhöht [7]. Wenn anfangs der EDSS unter 3 liegt, können nach 10 Jahren 83 von 100 Patienten damit rechnen, immer noch ohne Gehhilfe sich fortbewegen zu können. Lag anfangs der EDSS zwischen 3 und 5, dann können immerhin 49 von 100 damit rechnen, 10 Jahre später noch ohne Gehhilfe laufen zu können [7].

Folgende Umstände lassen statistisch (im Mittel) eher eine günstigere Prognose erwarten [8], wenngleich im Einzelfall keine Vorhersagen gemacht werden können: Al-

Tabelle 1.1: Verkürzung (–) oder Verlängerung (+) der Lebenserwartung durch Risikofaktoren.

Faktor	Männer	Frauen
Geschieden	–9,3	–9,8
Niedrige Bildung	–7,2	–9,1
Arbeitslos	–14,3	–12,6
Mit Gesundheit unzufrieden	–18,9	–17,7
Alleine lebend	0,0	–4,9
Starker Tabakkonsum	–18,2	–22
Starker Alkoholkonsum	–16,2	–23,1
Bluthochdruck	–7,4	–12,4
Diabetes mellitus	–21,4	–20,8
In Mecklenburg-Vorpommern lebend	–2,7	–0,6
In Baden-Württemberg lebend	+3,1	+1,9
Kein Kind	0,0	–3,2

ter unter 40 bei Krankheitsbeginn, Verlaufsform RRMS, erste Symptome: Optikusneuritis (Sehnerventzündung) oder Sensibilitätsstörungen (Gefühlsstörungen), nach fünf Jahren Krankheitsdauer EDSS immer noch unter 3,0, niedrige Schubfrequenz, Latenz zwischen den ersten beiden Schüben groß (mehr als sechs Monate), gute Remission des ersten Schubes.

Bei chronischen Erkrankungen werden vier Ebenen der Störungen (Ausfälle, Symptome, Beschwerden) nach dem WHO-Konzept unterschieden (Abb. 1.1), [9]. Es handelt sich dabei um einen Grundprozess (Ebene 0), um die Ausfallsebene (Ebene 1, Impairment), um die Ebene der Fähigkeits- und Fertigkeitsstörungen (Ebene II, Disability) und um die Ebene der Behinderung (Ebene 3, Handicap). Am Beispiel eines MS-Betroffenen im aktuellen Schub mit Parese des rechten Beines (Einzelfallbetrachtung) wollen wir das Konzept einmal kurz durchdeklinieren. Der Grundprozess ist die MS-Krankheit, z. B. in Form eines aktuellen Schubs, mit nachweisbaren Entzündungsherden in der cMRT, mit z. B. aktiver KM-Aufnahme, dabei betreffen die Entzündungsherde auch die Pyramidenbahn zum rechten Bein. Dieser Grundprozess wird z. B. mit cMRT abgebildet, die zugrunde liegende Krankheit MS ist diagnostisch abgesichert durch Liquor und durch die diagnostischen McDonald-Kriterien 2001 und 2005 (Revision). Aufgrund dieses Grundprozesses gibt es nun neurologische Ausfälle, die durch eine neurologische Untersuchung aufgedeckt werden können, die jedoch auch der Betroffene selbst bemerkt: Ebene I (Impairment), Beinlähmung rechts. Im Alltag merkt er diese Störungen als Beeinträchtigung: Ebene II (Disability), Treppensteigen geht nicht mehr ohne Hilfsmittel oder Hilfsperson. Je nach psychosozialem Kontext und den physikalischen Gegebenheiten der Umgebung ergeben sich daraus mehr oder weniger ausgeprägte Behinderungen: Ebene III (Handicap), der MS-Patient kommt von unten nicht mehr in die Wohnung im 4. Stock ohne Aufzug und gelangt nicht mehr an seinen Arbeitsplatz, da dieser keinen behindertengerechten Zugang erlaubt und die Arbeitskollegen nicht helfen können. Insbesondere die Ebene III ist für Einbußen der Lebensqualität verantwortlich. Mit der Ergänzung des WHO-Konzepts durch ICIDH2 und ICF werden nun auch die Ressourcen von chronisch Kranken in mehreren Ebenen beschrieben und nicht nur die Defizite. Diese Betrachtung wird dem

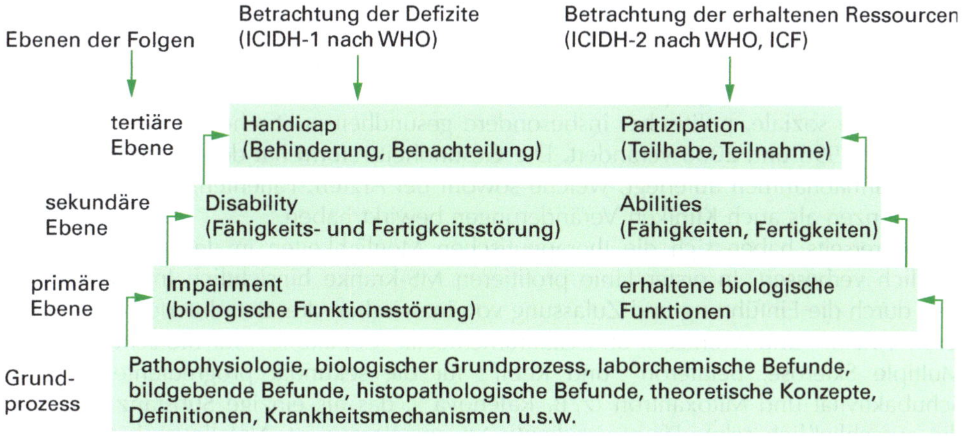

Abb. 1.1: Krankheitsfolgen nach WHO, ICIDH und ICF.

Menschen in seiner Gesamtheit besser gerecht, erfordert jedoch einen erheblichen bürokratischen Aufwand, wenn der Zustand eines Betroffenen in der Sprache all dieser Betrachtungsweisen dargestellt werden soll.

1.2 Berliner DMSG-Studien 1996 und 2006

Mit zunehmender Behinderung nimmt die Lebensqualität für die Betroffenen ab und gleichzeitig steigen die Kosten für die Gesellschaft und für die Betroffenen [10]. Deshalb ist sowohl für MS-Kranke als auch für die Gesellschaft die Frage von Behinderung, Lebensqualität und Zufriedenheit auch im langfristigen Verlauf von großer Bedeutung.

Eine ähnliche Befragung wie 2006 (DMSGS2006) wurde bereits von der DMSG Berlin 1996 (DMSGS1996) [1], also 10 Jahre vor der jetzigen Befragung, durchgeführt.

Was hat sich in der Zwischenzeit verändert und wodurch unterscheidet sich die DMSG-Befragung 2006 von der aus dem Jahre 1996 durchgeführten Untersuchung?

Zum einen ergaben sich innerhalb der 10 Jahre Veränderungen bei denjenigen Betroffenen, welche sowohl bei der DMSGS1996 als auch bei der DMSGS2006 teilgenommen haben: sie sind 10 Jahre älter geworden, die Krankheit ist fortgeschritten, der EDSS hat sich erhöht, die Betroffenen haben Schübe erlitten, die persönlichen Umstände haben sich vielleicht verändert, die Krankheitsbewältigung ist eine andere geworden, das Familienleben und Berufsleben haben sich vermutlich im Einzelfall verändert.

Daneben ergaben sich auch Veränderungen in der Gruppe (Populationszusammensetzung), die befragt wurde. So sind viele neue Patienten, welche 1996 noch gar nicht Mitglied der DMSG waren, inzwischen in der DMSG Berlin aufgenommen und in der DMSGS2006 befragt worden, während andere, die 1996 mitgemacht haben, jetzt nicht mehr beteiligt waren. Tatsächlich hat sich auch die Anzahl der Befragten verändert: 1996 waren es 645 von 1179 Mitgliedern, während in der DMSGS2006 von 1985 Mitgliedern, die angeschrieben wurden, 1015 Fragebögen ausgefüllt zurückkamen. Entsprechend sind die soziodemographischen Hintergrundvariablen und die krankheitsbezogenen Basisdaten zwischen den beiden Kohorten in mancher Beziehung geringfügig unterschiedlich. Die Kollektivzusammensetzung ist also nicht die gleiche in beiden Befragungen.

Auch die soziale, politische, insbesondere gesundheitspolitische Situation hat sich zwischen 1996 und 2006 verändert. Die Gesundheitsreform hat dem Gesundheitssystem Sparmaßnahmen auferlegt, welche sowohl bei Ärzten, Patienten, Krankenkassen, Ambulanzen als auch Kliniken Veränderungen bewirkt haben.

Andererseits haben sich die therapeutischen Möglichkeiten in den letzten Jahren deutlich verbessert. In erster Linie profitieren MS-Kranke hinsichtlich Immunprophylaxe durch die Einführung und Zulassung von inzwischen drei Beta-Interferonen (Betaferon®, Rebif® und Avonex®), und Glatirameracetat (Copaxone®) für die schubförmige Multiple Sklerose, Betaferon® und Rebif® für die sekundär progrediente MS mit Schubaktivität und Mitoxantron (z. B. Ralenova®), das als einzige Substanz auch für die ausschließlich sekundär progrediente MS zugelassen ist. Natalizumab (Tysabri®) hat bei der aktuellen Befragung noch keine Rolle gespielt. Darüber hinaus hat sich zunehmend die Empfehlung durchgesetzt unter definierten Voraussetzungen die Multiple Sklerose unmittelbar nach dem ersten Krankheitsschub zu behandeln.

Eine weitere Veränderung besteht darin, dass „weiche“ MS-Symptome, wie z. B. Fatigue [11], kognitive Störungen [12] und depressive Störungen [12], sowie auch andere MS-„Nebenaspekte“, wie z. B. Kosten der Erkrankung [10, 13] zunehmend in der wissenschaftlichen Arbeit und in der Öffentlichkeit an Bedeutung gewonnen haben, wie bereits bei [1] angekündigt.

Neben dem zunehmenden wissenschaftlichen und gesellschaftlichen Interesse insbesondere der Kostenträger an der Versorgungsforschung [14] und an der gesundheitsbezogenen Lebensqualität, wo sich inzwischen teilweise Standards etabliert haben, z. B. die MSQOL-54 [15], wurden auch für die Pharmakotherapie der MS von der MSTKG Standards publiziert, und zwar sowohl für den symptomatischen als für den prophylaktischen Behandlungsansatz.

Eine Veränderung betrifft außerdem das wachsende öffentliche Interesse an den Ergebnissen der Glücksforschung und an den Grundlagen der Entscheidungstheorie, das sich im Erfolg entsprechender populärwissenschaftlicher Literatur zeigt [16–19].

Veränderungen ergaben sich daher auch bei dem Fragebogen 2006. Der aktuelle Fragebogen (DMSGS2006) war umfangreicher. Einige Fragen sind hinzugekommen, insbesondere die Items der MS-spezifischen Lebensqualitätsskala MSQOL-54. Dafür sind andere Fragen entfernt worden, so z. B. die gesamte Beschwerdenliste von v. Zerssen, welche körperliche und allgemeine Beschwerden erfasst. Andere Fragen, insbesondere die, welche für Score-Berechnungen (Depressivität, körperliche Beeinträchtigung, EDSS-Abschätzung, Faktor 1, Faktor 2, Faktor 3, Faktor 4, u. a.) notwendig waren, wurden belassen.

Der Vorteil, dass ein Großteil der Fragen nicht verändert wurde, liegt darin, dass eine Subgruppe von fast 20% der Befragten (n = 193) identifiziert werden konnte, welche bereits 1996 an der Befragung teilgenommen hatte. Eine Frage in der DMSGS2006 zielte darauf ab, herauszubekommen, ob eine befragte Person XY bereits 1996 mitgemacht hatte. Aus Datenschutzgründen (der Datenschutzbeauftragte in Berlin wurde konsultiert) durfte aus den Fragebögen kein Rückschluss auf die Identität der Befragten möglich sein, so dass wir nicht wissen, wer eine Person XY ist, welche bereits 1996 teilgenommen hat. Über soziodemographische Daten wie Alter, Geschlecht, Körpergröße, Krankheitsbeginn, u. a. war es jedoch möglich, den Datensatz der Person XY aus der DMSGS2006-Datenbank dem passenden Datensatz einer Person der DMSG1996-Datenbank zuzuordnen. Eine Identifikation, wer diese Person XY war, ist dabei zu keinem Zeitpunkt möglich; wir wissen lediglich, dass es dieselbe Person war. Das ist für die Verlaufsbeschreibung aber ausreichend.

Der Nachteil, dass Schlüsselfragen aus der DMSGS1996 nicht verändert wurden, besteht darin, dass es teilweise zu Inkonsistenzen zwischen den Fragen bezüglich der Skalenkonstruktion kam. So wurde beispielsweise Zufriedenheit bei manchen Fragen auf einer [1; 7]-Skala (1 sehr unzufrieden; 7 sehr zufrieden) gemessen. Bei anderen Fragen wurde auf einer [1; 6]-Schulnoten-Skala bewertet (1 sehr zufrieden; 6 sehr unzufrieden). Damit eine Vergleichbarkeit hergestellt und die Lesbarkeit der Daten verbessert werden konnte, wurde an den Stellen, wo dies notwendig erschien, die [1; 7]-Skala in eine [1; 6]-Skala transformiert. So werden im vorliegenden Buch Zufriedenheiten in den Tabellen auch als Schulnoten präsentiert.

Inzwischen sind zwei ähnliche Befragungen in Sachsen (Sachsen2003) [20], n = 645 und in Nordrheinwestfalen (NRW2004) [14] durchgeführt worden (n = 3157), so dass ein Vergleich der DMSGS2006-Daten nicht nur zeitlich (Ort konstant: Berlin) mit den DMSGS1996-Ergebnissen verglichen werden konnte, sondern umgekehrt auch ein Vergleich zwischen räumlich getrennten Gebieten Deutschlands mit unterschiedlicher Bevölkerungsstruktur bei vergleichbarem Zeitrahmen (2003, 2004, 2006) durch die NRW2004- und Sachsen2003-Ergebnisse ermöglicht wurde.

2 Ablauf der Studie des DMSG-Landesverbandes Berlin

2.1 Ziele der Studie

Die Studie DMSGS2006 sollte die Zufriedenheit, Lebensqualität und die Versorgungssituation der Berliner Mitglieder der DMSG beschreiben. Die Bewertung der Daten soll dabei im Kontext von bereits durchgeführten ähnlichen Studien geschehen. Dabei interessierten uns sowohl der zeitliche Verlauf in den letzten 10 Jahren vor der aktuellen Befragung als auch geographisch bedingte Unterschiede.

2.2 Die Berliner DMSG-Studie 2006: Planung und Durchführung

Mit einer Befragung (Fragebögen) wurde 2006 in Berlin (Januar bis Ende Juni) in Berlin eine groß angelegte Erhebung an Mitgliedern des Berliner Landesverbandes der DMSG (DMSG Berlin) durchgeführt. Hierzu wurden im Januar 2006 an 1985 der 2173 Mitglieder, also an solche, die postalisch erreichbar waren und eine Multiple Sklerose (MS) diagnostiziert bekommen haben, Fragebögen verschickt. Bei einem Rücklauf von 1027 Fragebögen waren 1015 auswertbar, da sie eine ausreichende Anzahl von beantworteten Fragen enthielten. Bei 193 Fragebögen wurde die Frage, ob die Befragten bereits 1996 an der DMSGS1996 [1] teilgenommen haben mit „ja“ beantwortet.

Die Teilnehmer an der Befragung 2006 setzen sich formal aus drei Gruppen zusammen. Es gab solche Teilnehmer, die bereits 1996 teilgenommen haben, solche, die zwar 1996 nicht teilgenommen haben, jedoch damals bereits DMSG-Mitglieder waren und schließlich solche, die 1996 noch keine DMSG-Mitglieder waren und folglich 1996 auch nicht an der Befragung teilgenommen haben.

Unter der Annahme, dass beim Beantworten dieser Frage (Teilnahme 1996: ja/nein) kein Irrtum aufgetreten ist, dass geschätzte 806 DMSG-Neumitglieder existierten (zwischen 1996 und 2006 Mitglied geworden) und dass der angenommene mittlere Beteiligungsgrad (1996 und 2006) 53 % betrug, konnte abgeschätzt werden, dass neben den 193 Befragten, die bereits 1996 teilgenommen hatten, ca. 427 der 2006 Befragten Neumitglieder waren und ca. 407 der Teilnehmer an der Befragung 2006 bereits 1996 Mitglied waren, jedoch 1996 nicht an der Befragung teilgenommen hatten.

Den Studienablauf skizziert Abb. 2.1. Der Rücklauf lag bei ca. 51 % (DMSGS1996: ca. 55 %). Trotz größeren Umfangs (37 Seiten Fragen im Vergleich zu 24 Seiten in der DMSGS1996) war also die Rücklaufquote vergleichbar.

Der Fragebogen soll an dieser Stelle kurz inhaltlich beschrieben werden, wobei die Reihenfolge der Darstellung der Reihenfolge der Fragen entspricht. Eingeleitet wurde die Befragung mit Angaben zum Geburtsjahr (für Altersbestimmung wichtig), zum Geschlecht, zur Haushaltsgröße, dann folgten Fragen zu folgenden soziodemographischen und krankheitsbezogenen Inhalten: Wohnsituation, Bildungsstand, Berufskarriere, Teilnahme an der DMSGS1996, Schwangerschaften (nur für Frauen), Gewicht, Größe, Zeitpunkt erster MS-Symptome, der MS-Diagnose, MS-Verlaufsform, MS-Symptome (Sehstörungen, Lähmungen, Schwindel, Koordinationsstörungen, Sprechstörungen,

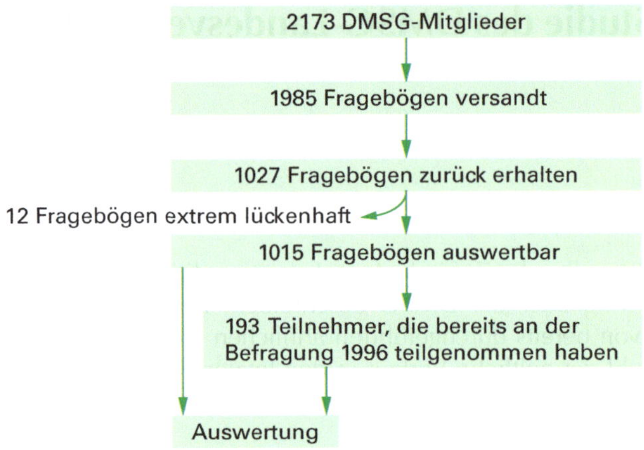

Abb. 2.1: Ablauf der Befragung (Flussdiagramm).

Gefühlsstörungen, Muskelschwäche, Spastik, Gehstörungen, Blasenstörungen, Stuhlgang-Probleme, sexuelle Störungen, psychische Störungen: Konzentrationsstörungen, Gedächtnisstörungen, depressive Stimmung). Schließlich wurde gefragt nach: Rollstuhlabhängigkeit, Kortikoidtherapie in den letzten 2 Jahren, Schubfrequenz der letzten 2 Jahre, aktuelle Immunmodulation und Zufriedenheit damit, vergangene Immunmodulation und Zufriedenheit damit, Fragen zu Therapieabbrüchen, Therapiewechseln, Therapieunterbrechungen, und Gründe hierfür.

Weiterhin wurden die Befragten gebeten folgende Angaben zu machen: Nebenwirkungen der Immuntherapien und Ausmaß der Beeinträchtigung hierdurch, Abschätzung der Vor- und Nachteile von Tabletten, Infusionen und Nasensprays gegenüber Spritzen unter den Randbedingungen von mehr oder weniger Wirkungen und Nebenwirkungen. Es folgte die Frage „wie wirkt sich die Zuzahlungspflicht auf das Einlösen der Rezepte aus?".

Auch nach Anwendung von alternativen und komplementären Behandlungsverfahren und die Zufriedenheit damit wurde gefragt. Es folgten Fragen zu stationären und ambulanten Therapien, Arztbesuchen, Rehaaufenthalten, zum Effekt der Zuzahlungspflicht zu Rehaaufenthalten, zur Versorgung mit Krankengymnastik und Psychotherapie. Schließlich wollten wir Angaben über Begleitkrankheiten erfahren und wissen, wer überhaupt und wer hauptsächlich ärztlich die MS behandelt, wie oft Ärzte in dem letzten Jahr aufgesucht wurden und wie zufrieden die Befragten mit den Ärzten sind. Es interessierte uns, ob man auf Empfehlung den Arzt wechseln würde. Die Frage nach Hilfsmitteln schloss sich an.

Ganz zentrale Angaben betrafen die Zufriedenheiten in unterschiedlichen Bereichen des Lebens, die Zufriedenheit mit Institutionen und Situationen und mit der aktuellen Befragung. Die Zufriedenheits-Skalen waren bereits in der DMSGS1996 unverändert verwendet worden.

Dann folgte die EQ5D-Lebensqualitätsskala einschließlich der EQ5D-VAS.

Als nächstes folgten Fragen zum Schwerbehindertenstatus, einschließlich GdB (Prozente) und Merkzeichen (z. B. G, aG etc.), zur Pflegeversicherung, zur Erwerbstätigkeit und -fähigkeit.

Die folgenden Inhalte betrafen Alltagstätigkeiten, Alltagsempfindungen und Alltagssituationen, auch psychische Symptome, die von den Betroffenen hinsichtlich des Ausmaßes an Beeinträchtigung bewertet werden sollten. Diese Fragen waren zum weit überwiegenden Teil identisch mit denen, die in der DMSGS1996 gestellt wurden und aus denen die Scores DEPRESS, Faktor 1, Faktor 2, Faktor 3 und Faktor 4, sowie der Schätzwert für den EDSS berechnet wurden. Auch Fragen zum Gleichgewicht und zur Fähigkeit Zeitung zu lesen waren dabei.

Die Frage nach der Kontrollüberzeugung „wie sehr kann man den eigenen Gesundheitszustand beeinflussen" war unverändert aus der DMSGS1996 übernommen worden.

Nun folgten wieder Zufriedenheitsskalen, wo Bereiche des Lebens und die damit verbundene Zufriedenheit bewertet werden sollte. Auch diese Fragenliste war 1996 schon präsentiert worden.

Die zwei folgenden Seiten handelten ökonomische Aspekte (Einnahmen und Ausgaben) ab.

Dann kamen zwei Seiten, wo die Angebote der DMSG Berlin bewertet werden sollten, darunter auch Angaben zur Zufriedenheit mit der Mitgliederzeitschrift Kompass und mit dem aktuellen Angebot der DMSG Berlin.

Als nächstes wurden die Informationsquellen, die genutzt werden, erfragt und die Zufriedenheit damit. Auch wurde gefragt, wer das Internet nutzt und wie regelmäßig diese Nutzung geschieht. Dieser Fragenblock war in der DMSGS1996 nicht vertreten.

Über sechs Seiten wurden die Items der MSQOL-54 abgefragt; diese Lebensqualitätsskala beinhaltet die SF-36, die damit automatisch mit erfragt wurde. In der DMSGS1996 wurde in einer kleinen Subgruppe Befragter die SF-36 zur Validierung der anderen Fragen durchgeführt, so dass an dem Gesamtkollektiv eine Abschätzung gemacht werden konnte, wie viele Punkte die Betroffenen wohl in der SF-36 erhalten würden (prädizierte SF-36).

Die Fragebögen wurden zentral in der TU Dresden eingescannt und in SPSS eingelesen und in Berlin und Dresden ausgewertet. Die statistischen Berechnungen erfolgten mit SPSS für Windows (Versionen 12 bis 14) und mit Excel für Windows. Ein kleiner Teil der Daten wurde inzwischen bereits publiziert. Die bereits publizierten Inhalte wurden in den jeweiligen Kapiteln des vorliegenden Buches gekennzeichnet.

Im vorliegenden Buch sollen Zusammenhänge/Unterschiede als signifikant gelten, wenn die Irrtumswahrscheinlichkeit für einen Fehler erster Art (Alpha-Fehler, falsch positiver Fehler, fälschlicherweise einen Zusammenhang/Gruppenunterschied zu sehen) geringer als 5 % ist, also $\alpha \leq 0{,}05$. Für multiples Testen wurde eine Bonferroni-Korrektur durchgeführt. Für multiples Testen muss dieser vorbestimmte Alpha-Fehler reduziert werden, da ja, wenn ich 100 Zusammenhänge überprüfe, die Wahrscheinlichkeit, irgend einen Zusammenhang zu finden, wesentlich größer ist, als 0,05 (Risiko für einen Fehler bei der Einzel-Zusammenhangprüfung). Die Bonferroni-Korrektur führt zu einer groben Nährung an die notwendige Reduktion des Alpha-Fehlers, damit insgesamt beim multiplen statistischen Testen die 5 %-Fehlermarke nicht überschritten wird. Das Ergebnis der Exaktformel, die der Bonferroni-Korrektur zugrunde liegt [2] lautet:

$$1 - (1 - \alpha)^{1/n} = 1 - 0{,}95^{1/n}$$

mit α = vorgegebene Irrtumswahrscheinlichkeit für den Fehler erster Art = 0,05; n = Anzahl der durchgeführten statistischen Tests. Wenn ich beispielsweise 10 Variablen auf ihre gegenseitige Abhängigkeit prüfe und hierzu einer Korrelationsanalyse unterziehe werden $10 \cdot 10 = 100$ Tests gerechnet (ich erhalte also 100 Korrelationskoeffizienten und 100 p-Werte), so dass ich nach oben beschriebener Formel einen korrigierten Alpha-Wert von 0,0005 anstatt des ursprünglichen 0,05 verwenden muss. Ich darf also eine Korrelation bei diesem Setting erst als signifikant annehmen, wenn dieser Wert nicht überschritten wird.

Für Gruppenvergleiche wurde der t-Test verwendet, wenn die Verteilungen der untersuchten Variable in den Gruppen näherungsweise normalverteilt war, ansonsten wurde mit dem U-Test bzw. Kruskal-Wallis-Test gerechnet.

Unterschiede von Häufigkeiten wurden anhand einer Vierfeldertafel (oder Mehrfeldertafel) und dem Chi-Quadrat-Test berechnet.

Korrelationen wurden mit dem Pearson-Korrelationskoeffizienten und entsprechendem Signifikanztest beschrieben. Korrelationskoeffizienten unter 0,40 wurden nicht als relevant betrachtet. Denn bei diesem Grenzwert können gerade 16 % der Gesamtvarianz einer unabhängigen Variablen auf eine andere, abhängige Variable zurückgeführt werden.

Die Signifikanzniveaus („p-Werte") in dieser Studie bewegen sich vor allem für Korrelationsanalysen im Bereich von 0,0001 und 10^{-150} (1E-150, eine Zahl mit 149 Nullen hinter dem Komma) und bewegen sich damit weit unter den geforderten 0,05. Diese p-Werte spiegeln damit hoch signifikante bis höchst signifikante Zusammenhänge wider. Das sagt aber noch nichts über die Alltagsrelevanz aus (deshalb wird für Korrelationsanalysen hier mindestens ein Korrelationskoeffizient von 0,40 gefordert, egal wie niedrig der p-Wert auch sein mag). Bei einer Fallzahl von über 1000 ist es nämlich selbst bei marginalen Zusammenhängen kein Kunststück, einen niedrigen p-Wert zu erhalten. Aufgrund der damit entstehenden sehr kleinen Zahlen wurden solche Zahlen in der Exponentialschreibweise („wissenschaftliche Schreibweise") dargestellt, also als Exponent von 10. Beispielsweise wird 0,0000035 als 3,5E-6 notiert, das will heißen $3{,}5 \cdot 10^{-6}$.

Sämtliche statistischen Berechnungen, deren Ergebnisse, auch die hoch signifikanten Zusammenhänge, spiegeln keine Kausalitäten wider; sondern lediglich Zusammenhänge. Kausalitäten können mit dem Studiendesign einer Befragung nicht ermittelt werden, sondern müssen im Gesamtkontext mit anderen Publikationen, mit prospektiven, experimentellen Langzeitstudien aufgedeckt werden, was aufgrund des Aufwandes bisher für die hier zu bearbeitenden Fragestellungen an größeren Gruppen von MS-Patienten noch nicht geschehen ist.

3 Soziodemographische Daten und krankheitsbezogene Basisdaten

In diesem Kapitel werden die Ergebnisse der vorliegenden Studie hinsichtlich soziodemographischer und krankheitsbezogener Daten vorgestellt und verglichen mit in der Literatur verfügbaren und vergleichbaren Zahlen.

Vergleiche wurden angestellt mit der Berliner DMSG-Studie 1996, DMSGS1996 [1], mit der DMSG-Studie Nordhreinwestfalen, NRW2004 [2] und mit der DMSG-Studie Sachsen, Sachsen2003 [3]. Bei der zuletzt genannten Studie lagen nur in begrenztem Umfang publizierte Daten vor.

3.1 Alter, MS-Beginn, Geschlecht und Bildung

Das mittlere Alter betrug 49,2 Jahre (n = 988 gültige Fälle mit Angaben zum Alter; SD 11,5); die jüngste Person war eine 20-jährige Frau, die älteste ein 102-jähriger Mann. In der DMSGS 1996 waren die Teilnehmer geringfügig jünger (MW 47,4, SD 12,3, Minimum 23, Maximum 92). In der NRW2004 lag das Alter dazwischen (MW 48,2, SD 11,8, Minimum 19, Maximum 91). Die Teilnehmer der Sachsen2003-Studie waren geringfügig älter (MW ca. 51, Minimum 26, Maximum 74).

Die Krankheitsdauer betrug im Mittel 23,2 Jahre (1996: 15,4) und war damit ca. 8 Jahre höher als bei der Befragung vor 10 Jahren, bei einem nur 2 Jahre älteren Kollektiv. Das Alter bei MS-Beginn war nun aber deutlich in Richtung jünger verschoben (ca. 26 Jahre gegenüber ca. 32 Jahre im Jahre 1996). Der Erkrankungsbeginn war zumeist zwischen 20. und 40. Lebensjahr, wie schon bei der Befragung 1996. Zwischen 20 und 40 begannen bei fast 60 % der Befragten die ersten MS-Symptome.

Die Zeit bis zur Diagnosestellung war zwar leicht höher was den Mittelwert anging, aber der Median war mit 3 Jahren deutlich niedriger. Das heißt, dass Ausreißer insbesondere den Mittelwert höher erscheinen lassen, während für die Masse der Betroffenen die Zeit bis zur Diagnosestellung deutlich geringer geworden ist. Von den auswertbaren 901 Betroffenen wurden 314 (34,9 %) rasch (innerhalb eines Jahres nach Symptombeginn) diagnostiziert. Diese Gruppe zeigte eine kürzere Krankheitsdauer (MW 19,5, Median 17,0, SD 9,4 Jahre, Min. 7, Max. 59 Jahre) im Gegensatz zur Gruppe, die länger als 1 Jahr bis zur Diagnosestellung benötigte (MW 25,3, Median 24,0, SD 9,8, Min. 8, Max. 81 Jahre). Der Gruppenunterschied war signifikant ($p = 1{,}6E\text{-}16$ im t-Test).

Vor allem in den letzten 10 Jahren hat sich die Zeit zwischen Erstsymptom und Diagnosestellung deutlich verkürzt (auf ca. 1,8 Jahre im Mittel), wobei viele Patienten (ca. 35 %) noch im Jahr ihrer Erstsymptome die Diagnose gestellt bekommen, wie in Abb. 3.1 gezeigt. In den letzten 10 Jahren hat sich also die Zeit zwischen Erstsymptom und Diagnose verkürzt. Die NRW2004-Jahres-Angaben für Alter zum Befragungszeitpunkt, zum MS-Beginn und für die Zeit zwischen Erstsymptom und Diagnosestellung liegen durchwegs zwischen denen der DMSGS1996 und DMSGS2006. Auch die

Krankheitsdauer in der NRW2004 lag zwischen den Werten beider Berliner Studien. Einen Vergleich der Zahlen ermöglicht Tabelle 3.1.

Es zeigte sich eine geringe signifikante Abhängigkeit der Dauer bis zur Diagnosestellung von der Bildung (Hauptschule: 5,3 Jahre, SD 6,5; Mittlere Reife: 6,0 Jahre, SD 6,7; Abitur 4,8 Jahre, SD 5,6). Bei Abiturienten verlief der Prozess bis zur Diagnosestellung am schnellsten, bei Personen mit mittlerer Reife am langsamsten, $p = 0{,}025$ (ANOVA).

Es bestand auch eine geringe Geschlechtsabhängigkeit der Zeit bis zur Diagnosestellung: Frauen: 5,6 Jahre, SD 6,5 und Männer 4,5 Jahre, SD 5,1; $p = 0{,}016$ (t-Test).

Ein Grund für die raschere Diagnosestellung in den letzten 10 Jahren dürfte auch das Anwachsen der MRT-Kapazitäten in Berlin sein.

Die Verteilungen des gegenwärtigen Alters zum Befragungszeitpunkt, des Alters bei Krankheitsbeginn und der Zeit vom ersten wahrgenommenen Symptom bis zur Diagnosestellung finden sich in Abb. 3.1 und Abb. 3.3. Die Daten des MS-Registers sind grob vergleichbar (Einträge: ca. 10 000, Alter 44, Krankheitsdauer 12,3, 71,4 % Frauen) [4]. Die DMSGS2006-Befragten (Stichprobe vorselektiert durch Mitgliedschaft in der DMSG und Motivation bei der Befragung mitzumachen) sind etwas älter und die Krankheitsdauer ist etwas länger als in der größeren und deutschlandweiten, durch ambulante Neurologen selektierte Stichprobe des MS-Registers. Das Geschlechtsverhältnis ist weitgehend vergleichbar (gering höherer Frauenanteil in der DMSGS2006).

Dass bei der Befragung 2006 die Patienten im Mittel nicht 10 Jahre älter geworden sind, zeigt, dass es sich zum Großteil nicht um die selben Patienten handelt, sondern das etliche Patienten neu befragt wurden, welche 1996 nicht dabei waren, dass andererseits auch etliche Patienten nicht mehr teilnahmen, obwohl sie 1996 teilgenommen haben. Insgesamt fällt bei der Verteilung auf, dass Menschen über 70 kaum mehr unter den Befragten waren. In der Tat sind es 193 MS Kranke, welche angaben, schon bei der Umfrage 1996 teilgenommen zu haben; die anderen Befragten müssen als „neu" betrachtet werden.

Die Geschlechtsverteilung war vergleichbar mit der Verteilung in der DMSGS1996 und betrug 75,9 % Frauenanteil und 24,1 % Männeranteil bei einer gültigen Fallzahl von $n = 986$. Zum Vergleich lag die Geschlechtsverteilung in der DMSGS1996 bei 76,0 % weiblich und 24,0 % männlich. Der Anteil entsprach ungefähr dem der NRW2004-Studie (72 % weiblich) und der Sachsen2003-Studie (74 % weiblich).

Tabelle 3.1: Mittelwerte und Standardabweichungen des Alters, des Alters bei Krankheitsbeginn, bei Diagnosestellung und die Krankheitsdauer und Dauer bis vom ersten Symptom bis zur Diagnosestellung und Vergleich mit den Zahlen von 1996 und mit den NRW2004-Daten.

Zeiten (Jahre)	DMSGS2006			DMSGS1996		NRW2004	
	MW	SD	N	MW	SD	MW	SD
Alter	49,2	11,5	988	47,4	12,3	48,2	11,2
Alter bei MS-Beginn	25,9	11,1	898	32	9,8	30,0	n. a.
Zeit bis zur Diagnose	5,3	6,1	901	4,5	6,1	5,1	6,1
Krankheitsdauer	23,2	8,4	898	15,4	9,6	18,3	n. a.

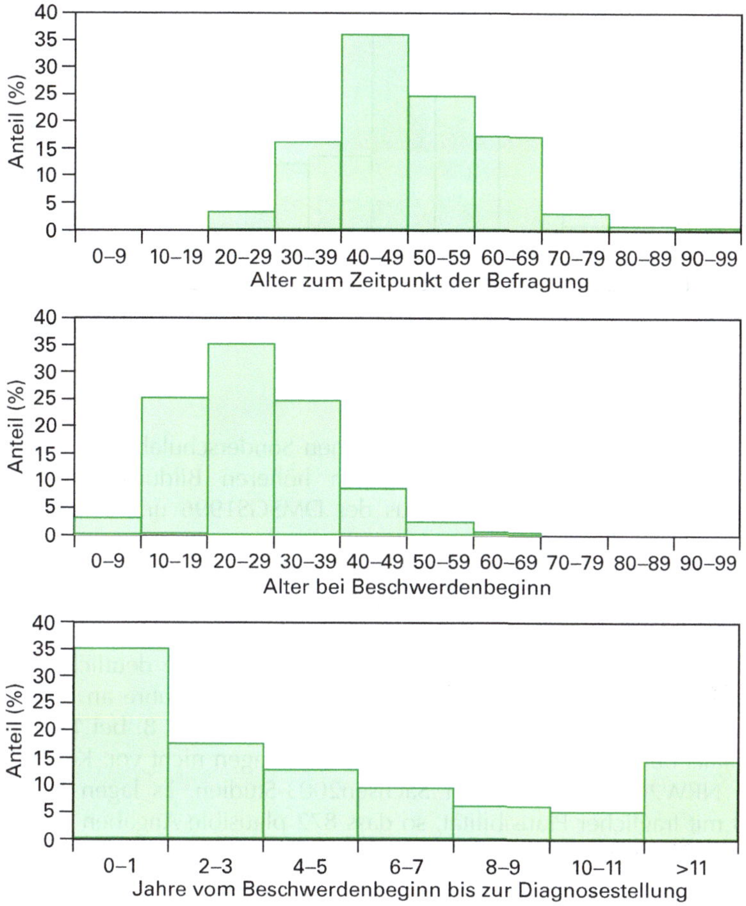

Abb. 3.1: Verteilung von Alter zum Befragungszeitpunkt, Alter bei Beschwerdenbeginn und Zeit vom Beschwerdenbeginn bis zur Diagnosestellung.

Es ergaben sich keine signifikanten Geschlechtsunterschiede bezüglich des mittleren Alters (Frauen wie Männer haben einen Mittelwert um 49 Jahre).

Der Bildungsstand war insgesamt relativ hoch. So hatten etwas über 50 % der Antwortenden einen Hochschulabschluss oder Fachhochschulabschluss. Weniger als 1 %

Tabelle 3.2: Bildungsstand der Teilnehmer, n = 1002 gültige Fälle. Vergleich mit der NRW2004-Studie.

Schulbildung	Anzahl	Anteil (%)	NRW2004 (%)
Kein Abschluss	5	0,5	0,2
Sonderschule	1	0,1	0,6
Volksschule, Hauptschulabschluss	151	15,1	29,4
Mittlere Reife/Mittelschule	343	34,2	31,2
Allgemeine oder fachgebundene Hochschulreife	502	50,1	38,7

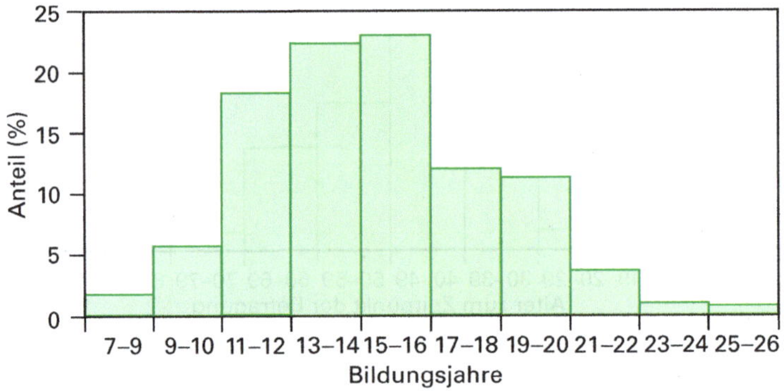

Abb. 3.2: Verteilung der Bildungsjahre, n = 872.

der Teilnehmer hatte keinen Abschluss oder einen Sonderschulabschluss, siehe Tabelle 3.2. Diese Verhältnisse reflektieren einen höheren Bildungsstand als in der NRW2004-Studie. Bildungsstanddaten aus der DMSGS1996 und Sachsen2003 sind nicht verfügbar.

Ermittelt wurden auch die Bildungsjahre. Hierbei wurde gefragt, wie viele Jahre erfolgreiche Bildung (Schulbildung, Lehre, Studium etc. mit Abschluss, es zählen nicht Jahre des „Sitzenbleibens" und beim Studium zählt die Regelstudienzeit) absolviert wurden. Abgesehen von unplausiblen Angaben (Bildungsjahre deutlich unter 8 Jahre oder über 25 Jahre) gaben die meisten zwischen 10 und 20 Jahre an. Der Mittelwert lag bei 14,2 (SD 4,5); ohne die Ausreißer (Bildungsjahre unter 8) bei 15,0, der Median lag ebenfalls bei 15,0. Vergleichsdaten von 1996 lagen nicht vor. Keine Daten gab es aus den NRW2004- und aus der Sachsen2003-Studien. Es lagen 955 Angaben, darunter 83 mit fraglicher Plausibilität, so dass 872 plausible Angaben verwertbar waren (siehe Verteilung in Abb. 3.2).

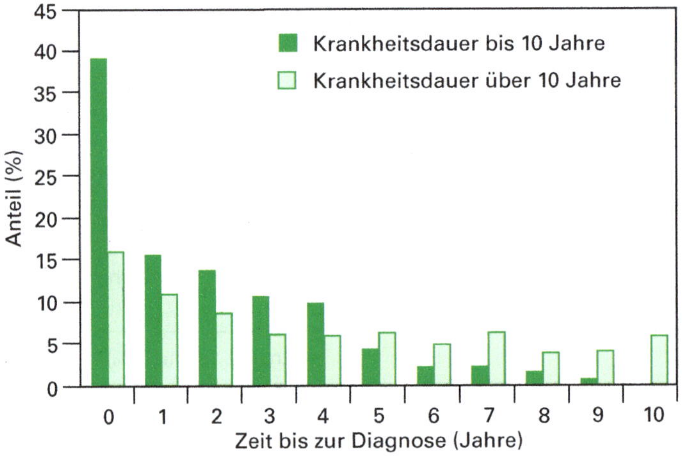

Abb. 3.3: In den letzten 10 Jahren hat sich die Zeit vom Erstsymptom bis zur Diagnose verkürzt (MW 1,8 Jahre, SD 2,1) im Vergleich zu den Betroffenen, die vor mehr als 10 Jahren die ersten Symptome entwickelt haben (MW 6,6 Jahre; SD 6,7).

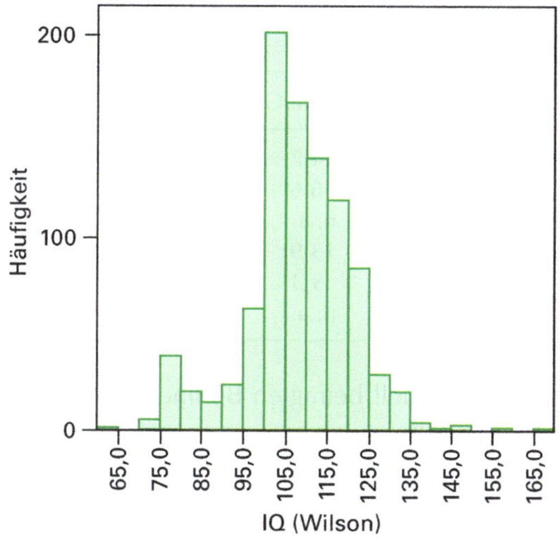

Abb. 3.4: Verteilung der geschätzten prämorbiden bildungsabhängigen Intelligenz.

Anhand des Wilson-Algorithmus [5] wurde geschätzt, welche Intelligenz sozial verwirklicht wurde (eine bildungsabhängige prämorbide Intelligenzschätzung). Dabei ergab sich unter Berücksichtigung von Alter, Geschlecht, Bildungsstand, Berufsentwicklung und ethnische Zugehörigkeit für die Gesamtgruppe ein mittlerer geschätzter IQ von MW = ca. 110 (SD 12,6; n = 903 gültige Fälle); die Verteilung veranschaulicht Abb. 3.4. Insgesamt lagen somit gut durchschnittliche Intelligenzmaße vor. Werte unter 75 müssen bei dieser Untersuchung mit Vorsicht interpretiert werden und beruhen am ehesten auf Fehler beim Ausfüllen der Fragebögen bei den entsprechenden Fragen. Jemand mit einem tatsächlichen IQ unter 85 dürfte nicht in der Lage sein, den Fragebogen ausreichend verlässlich auszufüllen. Unterhalb 75 und oberhalb 125 ist die Schätzung mit diesem Algorithmus nicht mehr ausreichend zuverlässig.

3.2 Familienstand, Familienleben und Wohnsituation

Hinsichtlich des Familienstands waren die Verteilungen vergleichbar mit denen in der DMSGS1996. Der Anteil an Ledigen war etwas höher als 1996 und der Anteil an Verheirateten etwas geringer. In der NRW2004-Studie war der Anteil an Verheirateten noch etwas größer und der an Ledigen und Geschiedenen noch etwas kleiner. Eine übersichtliche Zusammenfassung der Vergleichsdaten zeigt Tabelle 3.3.

Dabei gaben 35,0 % der Studienteilnehmer bei einer gültigen Fallzahl von n = 965 an, keine Partnerschaft zum Zeitpunkt der Befragung zu haben (DMSGS1996: 32,8 %, etwas niedriger). Noch niedriger war jedoch der Anteil von MS-Betroffenen ohne Partnerschaft zum Befragungszeitpunkt in Nordrheinwestfalen (NRW2004: 30,4 %).

Etwa 28,2 % der Betroffenen lebten bei einer gültigen Fallzahl von n = 998 in einem Haushalt alleine (1996: 27,3 %, etwas niedriger), in der NRW2004-Studie waren es 24 %. Unter den Mehrpersonenhaushalten dominierten in der vorliegenden Studie die 2-Personenhaushalt (67 %; NRW2004: 58,9 %), entsprechend 46,0 % der Grundgesamtheit. Dies entsprach etwa den Erwartungen da es vergleichbare 44,4 % in der DMSGS1996 waren.

Tabelle 3.3: Familienstand-Daten der DMSGS2006 mit n = 991 gültigen Fällen, DMSGS1996 und der NRW2004, Referenzen siehe am Anfang des Kapitels; n. a. nicht anwendbar.

Familienstand	Anzahl	Anteil (%)	DMSGS1996 (%)	NRW2004
Ledig	267	26,9	24,2	22,5
Verheiratet	510	51,5	56,6	61,2
Getrennt lebend	41	4,1	n. a.	2,6
Geschieden	138	13,9	13,9	9,4
Verwitwet	34	3,4	5,3	4,1
Unbekannt	1	0,1	n. a.	n. a.

Auch unter diesem Aspekt waren die aktuell befragten Berliner MS-Betroffenen vergleichbar mit der Gruppe von vor 10 Jahren.

Es ergaben sich also keine wesentlichen Unterschiede zum Kollektiv vor 10 Jahren innerhalb Berlins, allenfalls eine Tendenz zu mehr Betroffenen, die alleine und ohne Partner lebten. Jedoch in Nordrheinwestfalen waren die Anteile der Alleinlebenden und derer ohne Partnerschaft geringer als in Berlin. Mehrpersonenhaushalte mit mehr als zwei Personen war in Nordrheinwestfalen höher (Effekt einer eher ländlichen Bevölkerung, verglichen mit Berlin).

Signifikante Geschlechtsunterschiede hinsichtlich Familienstand ergaben sich nicht, so war der Anteil an Ledigen 26,6% (29,7%), an Verheirateten 51,1% (52,5%), an getrennt lebenden 3,4% (5,5%), an Geschiedenen 14,9% (10,6%) und der Anteil an Verwitweten 3,9% (1,7%) bei Frauen (Männern). Die gültigen Fallzahlen waren hierbei 736 bei den Frauen und 236 bei den Männern.

Schwangerschaften nach Beginn der MS waren relativ selten, verglichen mit der Zahl der Schwangerschaften vor der MS. In Tabelle 3.4 kann man sehen, dass fast ein Drittel (29,5%) der zu dieser Frage antwortenden Frauen (n = 674) keine (NRW2004: 33,2%), ein weiteres Drittel eine und ein letztes Drittel mehrere Schwangerschaften im Leben hatte. Seit MS-Beginn hatten drei Viertel 74,8% (NRW2004: 68,9%) keine

Tabelle 3.4: Schwangerschaften insgesamt und während der MS.

Anzahl Schwangerschaften	Anzahl	Anteil (%)
Keine	199	29,5
1	202	30,0
2	188	27,9
3	64	9,5
Mehr als 3	21	3,1
Gültige Fälle insgesamt, n:	674	100,0
Anzahl Schwangerschaften während der MS-Erkrankung		
Keine	391	74,8
1	77	14,7
2	38	7,3
3	15	2,9
Mehr als 3	2	0,4
Gültige Fälle insgesamt, n:	523	100,0

Tabelle 3.5: Wohnsituation (DMSGS2006), n = 1001.

Wohnsituation	Häufigkeit	Gültige Prozente
Privater Haushalt	962	96,1
Betreutes Einzelwohnen	13	1,3
Betreute Wohngemeinschaft	4	0,4
Pflegeheim	5	0,5
Sonstige Wohnsituation:	17	1,7

Schwangerschaft und nur etwa 10% hatten zwei oder mehr Schwangerschaften während der MS-Erkrankung. Insgesamt haben 637 Frauen 824 Schwangerschaften gehabt. Das ergibt eine Quote von 1,3 Schwangerschaften pro Frau. Zum Vergleich: im Jahr 2003 lag die Geburtenrate bei 1,34 [6] Geburten pro Frau in Deutschland, 2007 lag die Quote bei 1,33 [6]; hierzu dürften bei einer geschätzten Schwangerschaftserfolgsrate (also wenn Aborte, Abtreibungen und perinatale Kindstodesfälle abgezogen werden) von 70% etwa 1,95 Schwangerschaften pro Frau notwendig sein. Die Schwangerschaftsrate wäre dann bei MS-kranken Frauen leicht bis mäßig reduziert.

Wohnsituation (n = 1001): Nahezu alle Betroffenen lebten im privaten Haushalt (96%). Pflegeheim, betreutes Wohnen und andere Wohnsituationen wurden nur selten angegeben (gültige Fallzahl n = 1001). Auch vor 10 Jahren lebten vergleichbare 96,9% in der eigenen Wohnung und nur sehr wenige Betroffene in Heimen oder in anderen Wohnsituationen. In Nordrheinwestfalen (NRW2004) ist die Situation vergleichbar. Im privaten Hauhalt leben 95,8%. Die Tabelle 3.5 verschafft einen Überblick über die Berliner Situation.

3.3 Beruf, Erwerbsleben, Einkünfte und Kosten; Schwerbehindertenausweis

Es wurde nach der Berufsposition gefragt, welche im gesamten Leben die höchste war, die erreicht wurde (egal, wie die aktuelle berufliche Situation sein mochte, ob die Befragten z. B. zum Befragungszeitpunkt bereits in Rente waren) Es konnten 970 verwertbare Aussagen ausgewertet werden. Bei der Frage nach der höchsten bisher erreichten beruflichen Position waren mittlere Positionen (Angestellte, höher qualifizierte Arbeiter) überwiegend vertreten (59,2%), gefolgt von höheren Positionen (hohe Angestellte und vergleichbare Positionen) mit 32,2% und von Arbeitern (gelernt) oder ähnlichen Positionen (5,8%). Ungelernt oder angelernt waren nach den Aussagen der Befragten nur 2,9%. Für das Jahr 1996 lagen keine Daten vor. Die maximal erreichten Berufspositionen waren in Nordheinwestfalen (NRW2004) etwas niedriger angesiedelt (44,3% einfache Tätigkeiten, 14,2% mittlere Positionen, 22,3% hohe Positionen). Diese Unterschiede sind schwer zu interpretieren, da hier eine recht anspruchsvolle Karriereeinschätzung durch die Befragten selbst erfolgte.

Etwa 62,9% (631 Befragte) waren nicht erwerbstätig (61,7% in der NRW2004), 36,4% waren erwerbstätig mit mindesten 15 Wochenstunden, 0,7% waren beurlaubt. Gründe für Nicht-Erwerbstätigkeit waren Rente, Hausfrauenstatus, Arbeitslosigkeit, siehe Tabelle 3.6. Gerade etwas mehr als ein Drittel (NRW2004: 40%) der nicht Erwerbstätigen wäre gern erwerbstätig (38,8%), während dies 40,6% verneinen; 20,6% hatten keine eindeutige Meinung zu dieser Frage.

Tabelle 3.6: Gründe für Erwerbslosigkeit, n = 631.

	Anzahl	Anteil (%)
Rentner(in)/Pensionär(in)	517	85,2
Arbeitslos	41	6,8
Hausfrau/Hausmann	28	4,6
Student(in)/Auszubildende(r)	18	3,0
Ehrenamtlich tätig	3	0,5
Gesamt	607	100,0

Etwa 80,1 % waren gesetzlich versichert, 5,1 % gesetzlich mit privater Zusatzversicherung. Privat versichert waren 14,2 %, 0,5 % waren durch das Sozialamt versichert (gültige Fallzahl n = 1004). Die Privatversicherten machten einen hohen Anteil aus, verglichen mit einer Schätzung von 10 % Privatversichertenanteil unter allen Bundesbürgern. Die Befragten waren womöglich finanziell besser gestellt als Nicht-DMSG-Mitglieder und als Personen in anderen Regionen. Die Selbsteinschätzung der beruflichen Karriere (siehe oben) passt zumindest zum hohen Anteil an Privatversicherten.

Die Mehrzahl der Befragten hatte einen Schwerbehindertenausweis (864 von 1015 entsprechend 85,1 %). Davon hatten 14 (1,6 %) einen Grad der Behinderung (GdB) von unter 50. Die Verteilung der Prozente ist in Tabelle 3.7 wiedergegeben. Es fällt eine U-förmige Verteilung zwischen 50 und 100 % auf, d. h. ein jeweils etwa ein Viertel der Befragten hatte entweder eine relativ geringe Behinderung oder eine sehr starke Behinderung nach Schwerbeschädigtenrecht. Diese U-Verteilung spiegelt die U-Verteilung des Faktors F1-körperlich und des geschätzten EDSS wider. In der Tabelle 3.8 sind die von den Betroffenen angegebenen Merkzeichen eingetragen; am häufigsten war G und aG angegeben worden. Auch in der NRW2004-Studie hatte die weit überwiegende Mehrheit mindestens 50 % GdB und die häufigsten Eintragungen waren G und aG bei den 87,8 % der Patienten, die einen Schwerbehindertenausweis besaßen.

Bei 454 von 955 Personen trugen diese alleine zum Haushaltseinkommen bei (47,5 %), bei 477 trugen sie zu zweit zum Einkommen bei (50,0 %) und bei 21 (2,2 %) Personen trugen mehrere Menschen zum Haushaltseinkommen bei. Im Mittel trugen also ca. 1,5 Verdiener ($0{,}475 * 1 + 0{,}50 * 2 + 0{,}022 * 3$; unter Schätzung des letzten Terms) zum Haushaltseinkommen bei. Das geschätzte Durchschnittseinkommen in Deutschland beträgt etwa 1176 bis 1740 Euro [7] pro Person. Das Nettoeinkommen eines Haushalts betrug in der DMSGS2006 ca. 2228 Euro pro Monat (SD 1398); das

Tabelle 3.7: Grad der Behinderung (Prozentpunkte im Schwerbehindertenausweis), n = 864.

	Anzahl	Anteil (%)
[0; 50[	14	1,6
[50; 60[	207	24,0
[60; 70[	137	15,9
[70; 80[	101	11,7
[80; 90[	160	18,5
[90; 100[	245	28,4

Tabelle 3.8: Angegebene Merkzeichen bei denjenigen mit Schwerbehindertenausweis (n = 864); Mehrfachnennungen möglich.

Merkzeichen	Anzahl	Anteil (%)
Kein Merkzeichen	235	27,2
G	301	34,8
aG	347	40,2
B	282	32,6
Rf	126	14,6
H	105	12,2
T	155	17,9

entsprach anteilig pro Person – unter Annahme von durchschnittlich 1,5 Verdienern pro Haushalt – ca. 1485 Euro, was im Bereich des Bundesdurchschnitts liegt. In NRW 2004 waren es 2331 Euro pro Haushalt (SD 1327), was eine gut vergleichbare Zahl war.

Die meisten MS-Betroffenen gaben eigene MS-bedingte monatliche Kosten zwischen 50 und 250 Euro an (611 von 966 gültigen Fällen, entsprechend 63,3 %). In NRW2004 waren es 67,2 % (gut vergleichbarer Wert) Die Verteilung ist folgende: keine Ausgaben (52 von 966; 5,4 %); bis 25 Euro (204; 21,1 %); bis 50 Euro (275; 28,5 %); bis 250 Euro (336; 34,8 %); bis 500 Euro (59; 6,1 %); über 500 Euro (40; 4,1 %). Zu folgenden Posten sollten die Studienteilnehmer monatliche Kosten eintragen: Zuzahlung für verordnete Medikamente, frei verkäufliche Medikamente, frei verkäufliche Schmerzmittel, Homöopathie u. a. alternative Medikamente, alternative Heilmethoden, eigene Aufwendungen für Krankengymnastik, freiwillige Kurse, Unterstützung bei der Haushaltsführung, krankheitsbedingte Kosten für Fortbewegung (z. B. Taxi, eigenes Fahrzeug u. a.), sonstige Kosten; außerdem Sonderaufwendungen (auf 5 Jahre gerechnet): für Kuren, Hilfsmittel, Wohnungseinrichtung, sonstiges.

Der überwiegende Anteil der von den Betroffenen selbst getragenen Kosten (monatlicher Durchschnitt angegeben) betreffen Taxifahrten (MW 71 Euro; n = 544; Produkt: 38 624 Euro wurden insgesamt pro Monat von den Befragten ausgegeben); Kosten für Unterstützung bei der Haushaltsführung (MW 90 Euro; n = 424; Produkt: 38 160 Euro insgesamt); Zuzahlung für Medikamente (MW 29 Euro; n = 777; Produkt 22 533 insgesamt); Kauf von frei verkäuflichen Medikamenten (MW 29 Euro; n = 662; Produkt: 21 846 Euro insgesamt); Bezahlung alternativer Heilmethoden (52 Euro; n = 360; Produkt: 18 720 Euro insgesamt). Andere Kosten tragen wenig zu den Gesamtausgaben aller Befragten bei, weil entweder die durchschnittlichen Einzelkosten geringer sind, weil weniger Betroffene diese Ausgaben überhaupt haben oder weil sich die Ausgaben bei Sonderausgaben (z. B. hoher Kostenaufwand in 5 Jahren) auf die Monate verteilen. In der NRW2004-Studie waren wie hier die meisten Kosten aufgrund von Fortbewegungsmitteln und Hilfen bei der Haushaltsführung zu erklären.

Das Nettoeinkommen korrelierte signifikant mit der Zufriedenheit mit der finanziellen Situation ($r = -0{,}33$; $p = 1E\text{-}22$; $n = 842$). Eine ähnliche Korrelation fand sich zwischen Nettoeinkommen und der Zufriedenheit mit der finanziellen Lage ($r = 0{,}31$; $p = 1E\text{-}21$; $n = 900$). Die Korrelation mit der Zufriedenheit mit dem gesamten momentanen Leben war jedoch gering ($r = -0{,}14$; $p = 4E\text{-}5$), d. h. zwar signifikant, jedoch nicht relevant, da der Korrelationskoeffizient r deutlich unter 0,40 lag. Auch die Korrelationen des Nettoeinkommens mit anderen Einschätzungen der Zufriedenheit mit Lebensbereichen oder Gesundheitsinstitutionen war gering (wenig relevant bzw. wenig signifikant). Auch Lebensqualitätsmaße korrelierten nur gering mit dem Nettoeinkommen. Bekanntermaßen ist der Zusammenhang zwischen Nettoeinkommen und Zufriedenheit nicht linear. Ab einem bestimmten Einkommen steigt die Zufriedenheit nicht mehr weiter an. Dieser Sachverhalt wird im Kapitel *Glück, Wohlbefinden, Zufriedenheit und Lebensqualität allgemein* ausführlich dargestellt.

3.4 Krankheitsbild und Krankheitsverlauf der MS sowie Begleitkrankheiten

Im Wesentlichen werden drei Verlaufsformen der MS unterschieden: Schubförmig remittierende MS (RRMS), sekundär progrediente MS (SPMS) und primär progrediente MS (PPMS) [8]. In der hier vorliegenden Untersuchung hatten in der Selbsteinschätzung 49,4 % eine RRMS, 36,4 % eine SPMS und 14,2 % eine PPMS (gültige Fallzahl n = 943). Die progredienten Verlaufsformen erschienen in dem hier beschriebenen Kollektiv etwas überrepräsentiert. Allerdings war der Anteil an RRMS in der DMSGS1996 noch kleiner mit 33,3 % und die progredienten Verlaufsformen mit 66,7 % noch mehr prominent. In der NRW2004 verteilten sich RRMS, SPMS und PPMS auf 39,0 %, 42,5 %, und 14,7 % (3,7 % ungewiss); in der Sachsen2003 verteilten sich die Gruppen auf 31 %, 46 % und 23 %. Unter diesem Gesichtspunkt war der Anteil an progredienten Verlaufsformen ohne Schübe in der hier vorliegenden Studie am geringsten und spiegelte damit noch am besten die in der Grundgesamtheit aller MS-Kranken in Deutschland zu erwartende Verteilung wider.

Die Krankheitsdauer nahm in der Reihenfolge RRMS (MW 14,7 Jahre, SD 6,4), SPMS (MW 21,4, SD 8,8) und PPMS (MW 21,6, SD 9,0) zu.

Wie schon in der DMSGS1996-Studie wurde auch in der DMSGS2006 nach der Rollstuhlabhängigkeit gefragt: „Sind Sie weitgehend auf einen Rollstuhl angewiesen? Ja/nein/weiß nicht." Von den 1015 Befragten gaben 996 Personen verwertbare Angaben zur Rollstuhlabhängigkeit, 19 machten keine (13) oder „weiß nicht"-Angaben (6). Von den gültigen Fällen waren nach eigener Auskunft 733 (72,2 %) nicht vom Rollstuhl abhängig, während 263 (25,9 %) angaben, vom Rollstuhl abhängig zu sein. Ein Viertel der Befragten waren also mehr oder weniger obligate Rollstuhlfahrer. In der DMSGS1996 gaben 47,6 % an, rollstuhlabhängig zu sein. In der jetzigen Studie waren also viel weniger Rollstuhlabhängige als noch 1996. Das heißt, das jetzt untersuchte Kollektiv unterschied sich im Punkt Gehfähigkeit deutlich von der DMSGS1996. Offenbar konnten als DMSG-Mitglieder inzwischen auch weniger behinderte MS-Kranke gewonnen werden. Zum Vergleich: Der Anteil Rollstuhlabhängiger in der NRW2004-Studie war ca. 26 %, also vergleichbar mit den aktuellen DMSGS2006-Daten.

In der DMSGS1996 [9] wurden aus vielen Items des Fragebogens nach einer Faktorenanalyse vier Faktoren extrahiert. Die vier Faktoren konnten mit einem Regressionsmodell aus den Antworten der Befragten berechnet werden. Die hierfür entscheidenden Fragen wurden auch in der vorliegenden Studie unverändert eingesetzt, so dass auch hier die vier Faktoren berechnet werden konnten.

- F1-körperlich spiegelt die körperlichen Beschwerden wider. Je höher der Wert für F1, desto mehr körperliche Beschwerden und Beeinträchtigungen.

Tabelle 3.9: Die vier Faktoren ‚körperliche Einschränkungen', ‚depressive Erscheinungen', ‚Angespanntheit' und ‚Kommunikationseinschränkungen' (1996 und 2006) in Abhängigkeit von der Rollstuhlbedürftigkeit.

Studie	F1-körperlich	F2-depressiv	F3-angespannt	F4-kommunikationsgestört
Gehfähig				
DMSGS2006 (MW)	−0,7	−0,2	−0,1	−0,1
DMSGS1996 (MW)	−0,6	−0,1	0,1	−0,2
Rollstuhlabhängig				
DMSGS2006 (MW)	1,0	0,0	−0,4	0,2
DMSGS1996 (MW)	1,0	0,2	0,0	0,4

- F2-depressiv spiegelt psychische Beschwerden, vor allem Depressivität wider. Je höher der Wert für F2, desto depressiver der Befragte.
- F3-angespannt spiegelt Anspannung und Nervosität wieder. Je höher der Wert, desto angespannter und nervöser die betreffende Person.
- F4-kommunikativ spiegelt Störungen der Kommunikationsfähigkeit und der Orientierung in der Umgebung wider.

In der Tabelle 3.9 sind für Rollstuhlabhängige und für Nicht-Rollstuhlabhängige getrennt die Werte für F1, F2, F3 und F4 im Vergleich zur DMSGS1996-Studie [10] dargestellt. Während sich die Gehfähigen 2006 kaum von denen 1996 hinsichtlich der vier Faktoren unterschieden, waren unter den Rollstuhlfahrern 2006 die Betroffenen etwas weniger angespannt, etwas weniger depressiv und etwas weniger in der Kommunikation gestört. Die körperliche Beeinträchtigung war dabei vergleichbar. Auch die körperlichen Beeinträchtigungen der Gehfähigen, die wesentlich geringer waren (negative Werte in F1!) als die der Rollstuhlfahrer war 1996 ähnlich wie 2006.

Die Tabelle 3.10 zeigt die detaillierte Analyse der DMSGS2006-Daten. Wie bereits in der DMSGS1996 waren Rollstuhlfahrer etwas weniger angespannt als Gehfähige (DMSGS2006: signifikant weniger angespannt!), auch kaum nennenswert depressiver

Tabelle 3.10: Faktoren 1 bis 4 und Rollstuhlabhängigkeit. Faktor: F1-körperlich, F2-depressiv, F3-angespannt, F4-kommunikativ; kein Rollst.: keine Rollstuhlabhängigkeit, gehfähig; Rollstuhl: Rollstuhlabhängigkeit; n: gültige Fallzahl; MW: Mittelwert; SD: Standardabweichung; p: Signifikanzniveau (U-Test).

Faktor Rollstuhl	N	MW	Median	SD	25%-Perzentile	75%-Perzentile	p
F1 kein Rollst.	666	−0,73	−0,91	0,67	−1,29	−0,29	
F1 Rollstuhl	235	1,03	1,15	0,43	0,76	1,35	p = 3E-104
F2 kein Rollst.	684	−0,21	−0,29	0,91	−0,9	0,38	
F2 Rollstuhl	209	−0,01	−0,09	0,94	−0,69	0,66	p < 0,005
F3 kein Rollst.	696	−0,11	−0,012	0,88	−0,76	0,57	
F3 Rollstuhl	227	−0,35	−0,37	0,87	−1,05	0,33	p < 0,005
F4 kein Rollst.	701	−0,12	−0,41	0,78	−0,85	0,33	
F4 Rollstuhl	232	0,17	−0,18	1,15	−0,69	0,59	p < 0,05

oder kommunikationsgestörter als Gehfähige (wenngleich signifikant), jedoch deutlich mehr körperlich beeinträchtigt (hoch signifikant).

Das 2006 untersuchte Kollektiv hatte weniger Rollstuhlbedürftige als 1996, jedoch unterschieden sich weder Gehfähige noch Rollstuhlabhängige wesentlich von den vergleichbaren Gruppen 1996. Tendenziell waren sie 2006 etwas weniger depressiv, angespannt und in den Kommunikationsfähigkeiten gestört als 1996.

Zur Herleitung des F1-körperlich [1] wurde die Regressionsgleichung tabellarisch dargestellt (Tabelle 3.11). Dieser Faktor dient der EDSS-Abschätzung. Die Herleitung des F2-depressiv erfolgt gemäß DMSGS1996 [1] in Tabelle 3.12. Entsprechend sind die Herleitungen von F3-angespannt und F4-kommunikativ in Tabelle 3.13 und Tabelle 3.14 zu finden. Als weiterer Depressions-Score wurde auch Depress (Tabelle 3.15)

Tabelle 3.11: Herleitung des Faktors F1-körperlich. MW −0,27; SD 0,98; n = 915; es liegt eine U-förmige Verteilung vor.

Behinderung für (Frage stichpunktartig dargestellt)	Koeffizient	Skalenbereich [min; max]	Transformation (hoher Wert = schlecht)	Beispiel für Rohwert	Koeffizient mal transformierter Wert
Konstante	−2,5		1		−2,5
Gehen ohne Stock möglich	0,064	[1; 4]	4	4	0,256
Haushalt versorgen	0,058	[1; 4]	4	4	0,232
1000 m Gehen und mehrere Etagen Treppen steigen	0,071	[1; 4]	4	4	0,284
Sich alleine ankleiden	0,119	[1; 4]	4	4	0,476
Gesundheitszustand verhindert das Verlassen der Wohnung	0,069	[1; 4]	4	4	0,276
Körperliche Arbeit und Sport	0,0697	[1; 4]	4	4	0,2788
Küchentisch wegtragen mit Hilfe	0,058	[1; 4]	4	4	0,232
Gehen ohne Hilfe	0,09	[1; 4]	4	4	0,36
Öffentliche Verkehrsmittel benutzen	0,065	[1; 4]	1	4	0,065
Füße waschen in einem Waschbecken	0,048	[1; 4]	4	4	0,192
Ganztags im Stuhl oder Rollstuhl aufgrund des Gesundheitszustands	0,051	[1; 4]	4	4	0,204
Gartenbeet umgraben	0,069	[1; 4]	4	4	0,276
Haare waschen ohne Hilfe	0,047	[1; 4]	4	4	0,188
Spazieren gehen ohne Begleitung 3 Stunden	0,061	[1; 4]	4	4	0,244
Bücken, Aufstehen, Hinsetzen	0,039	[1; 4]	4	4	0,156
Hilfen beim Fortbewegen in der Stadt	0,032	[1; 4]	4	4	0,128
			Summe:	F1-Wert:	**1,3478**

Wertung: F1 ≤0: EDSS 0–4,0
F1 [0; 0, 8]: EDSS 4,5–6,0
F1 [0,8; 1,2]: EDSS 6,5–7,5.
F1 >1,2: EDSS ≥8,0

Tabelle 3.12: Herleitung des Faktors F2-depressiv. MW −0,17; SD 0,92; n = 908; es liegt in Näherung eine Normalverteilung vor.

Behinderung für (Frage stichpunktartig dargestellt)	Koeffizient	Skalenbereich [min; max]	Transformation (hoher Wert = schlecht)	Beispiel für Rohwert	Koeffizient mal transformierter Wert
Konstante	−2,074		1		−2,074
Lustloser als früher	0,171	[1; 4]	4	4	0,684
Unruhig, abgespannt	−0,19	[1; 4]	4	4	−0,76
Weniger zufrieden mit sich	0,162	[1; 4]	4	4	0,648
In der Sackgasse	0,116	[1; 4]	4	4	0,464
Batterie ist verbraucht	0,059	[1; 4]	4	4	0,236
Antriebslos, nichts anfangen	0,272	[1; 4]	4	4	1,088
Nichts entschließen	0,088	[1; 4]	4	4	0,352
Nichts macht Spaß	0,212	[1; 4]	4	4	0,848
Nichts läuft	0,08	[1; 4]	4	4	0,32
Ohne Schwung	0,207	[1; 4]	4	4	0,828
An sich gezweifelt	0,102	[1; 4]	4	4	0,408
Über Dinge gefreut	−0,278	[1; 4]	4	4	−1,112
			Summe:	F2-Wert:	**1,93**

aufgenommen. Der Zusammenhang zwischen Rollstuhlabhängigkeit und F2-depressiv ist signifikant (Rollstuhlfahrer depressiver, $p = 0{,}004$), aber verglichen mit der F1-Rollstuhl-Assoziation (Rollstuhlfahrer mit deutlich mehr körperlicher Beeinträchtigung als Gehfähige) deutlich geringer ausgeprägt. Ein ähnlicher Zusammenhang wie mit F2 existiert mit Depress (Rollstuhlfahrer depressiver, $p = 0{,}006$). F3-angespannt ist bei

Tabelle 3.13: Herleitung des Faktors F3-angespannt. MW −0,17; SD 0,88; n = 941; es liegt in Näherung eine Normalverteilung vor.

Behinderung für (Frage stichpunktartig dargestellt)	Koeffizient	Skalenbereich [min; max]	Transformation (hoher Wert = schlecht)	Beispiel für Rohwert	Koeffizient mal transformierter Wert
Konstante	−2,106		1		−2,106
Innere Anspannung/Nervosität	0,253	[1; 4]	4	4	1,012
Fähigkeit entspannen	−0,258	[1; 4]	1	1	−0,258
Überreizt	0,203	[1; 4]	4	4	0,812
Unruhig, abgespannt	0,265	[1; 4]	4	4	1,06
Nervosität, schlechte Nerven	0,187	[1; 4]	4	4	0,748
Schwer zu beruhigen	0,161	[1; 4]	4	4	0,644
Besorgt, es geht etwas schief	0,123	[1; 4]	4	4	0,492
				F3-Wert:	**2,404**

Tabelle 3.14: Herleitung des Faktors F4-kommunikationsgestört. MW −0,05; SD 0,89; n = 951; es liegt eine stark rechtsschiefe Verteilung vor.

Behinderung für (Frage stichpunktartig dargestellt)	Koeffizient	Skalenbereich [min; max]	Transformation (hoher Wert = schlecht)	Beispiel für Rohwert	Koeffizient mal transformierter Wert
Konstante	−1,896		1		−1,896
Zeitungslesen erschwert	−0,214	[1; 4]	1	1	−0,214
Gesprochenes nicht verstehen	0,497	[1; 4]	4	4	1,988
Schilder nicht lesen	0,338	[1; 4]	4	4	1,352
Sprechen nicht klar	0,253	[1; 4]	4	4	1,012
Wiederfinden schwer	0,266	[1; 4]	4	4	1,064
Sprechen anstrengend	0,181	[1; 4]	4	4	0,724
Gesichter erkennen schwer	0,156	[1; 4]	4	4	0,624
				F4-Wert:	**4,654**

Rollstuhlfahrern geringfügig aber signifikant geringer ausgeprägt als bei den Gehfähigen (p = 0,001). Rollstuhlfahrer sind geringfügig mehr in ihrer Kommunikationsfähigkeit beeinträchtigt als Gehfähige (p = 0,01).

Der EDSS (Expanded Disability Status Scale) gilt immer noch als Goldstandard zur Erfassung von MS-bedingten neurologischen Funktionsstörungen, die mit dieser Skala standardisiert erfasst und quantifiziert werden [11]. Dieses als „Behinderungsskala" bezeichnete Instrument ist in Wirklichkeit eine Impairment-Skala (Skala der neurologischen Zeichen, Symptome und Beeinträchtigungen).

Tabelle 3.15: Herleitung des Depressionsscores Depress. MW 2,01; SD 0,54; n = 940; es liegt in Näherung eine Normalverteilung vor.

Behinderung für (Frage stichpunktartig dargestellt)	Koeffizient	Skalenbereich [min; max]	Transformation (hoher Wert = schlecht)	Beispiel für Rohwert	Koeffizient mal transformierter Wert
Konstante	0,558		1		0,558
Besorgt um Gesundheit	0,122	[1; 4]	4	4	0,488
Entschlusslosigkeit	0,112	[1; 4]	4	4	0,448
Allein und verlassen	0,109	[1; 4]	4	4	0,436
Verlust Spaß/Freude	0,104	[1; 4]	4	4	0,416
Verlust Kontrolle	0,113	[1; 4]	4	4	0,452
Schwunglosigkeit	0,107	[1; 4]	4	4	0,428
Selbstzweifel	0,118	[1; 4]	4	4	0,472
Suizidgedanken	0,114	[1; 4]	4	4	0,456
Empfindung Freude	−0,11	[1; 4]	4	4	−0,44
				Depress:	**3,714**

Nachfolgend sind einige Charakteristika und Wertebereiche der EDSS prägnant dargestellt. Durch eine standardisierte neurologische Untersuchung werden die Symptome (neurologische Krankheitszeichen und Ausfälle), teils auch Beschwerden (subjektiv erlebte Einschränkungen) sieben Funktionssystemen zugeordnet (das achte Funktionssystem bezeichnet „andere Störungen"): Motorik, Kleinhirn, Hirnstamm, Sensibilität, Blase und Mastdarm, Visus (Sehfunktion), mentale und psychische Funktionen. Daneben gibt es die Möglichkeit ‚andere' Störungen zu bezeichnen. Die Funktionssysteme werden einzeln bewertet: 0 = normal; 1 = neurologische Zeichen ohne Beeinträchtigung; 2 = leichte Beeinträchtigung; 3–6 = mäßige bis schwere Beeinträchtigung. Die Gehfähigkeit wird zusätzlich bewertet (Gehstrecke mit oder ohne Gehhilfe). Der EDSS ergibt sich dann aus den Funktionssystemen und der Gehfähigkeit. Der EDSS kann Werte zwischen 0 und 10 annehmen. Grob orientierend gelten die folgenden Zuordnungen.

- EDSS 0: Keine Zeichen oder Beeinträchtigungen.
- EDSS 1,0–3,5: Gehfähig ohne wesentliche Beeinträchtigung. In diesem Wertebereich bestimmen die Funktionssysteme den EDSS-Wert.
- EDSS 4,0–6,5: Gehfähig im Sinne von kleineren (25 m) bis größeren (bis 500 m) Strecken, z. B. mit Gehhilfen. In diesem Wertebereich bestimmen Güte und Ausmaß der Gehfähigkeit unter Berücksichtigung von verwendeten Gehhilfen den EDSS-Wert.
- EDSS 7–7,5: Nur wenige Meter/Schritte mit Hilfen gehfähig.
- EDSS 8–9,5: Nicht gehfähig, auch nicht mit Hilfe.
- EDSS 10: Tod durch MS und deren Komplikationen.

In der DMSGS2006 wurde der EDSS durch Befragung geschätzt. Hierbei wurden die regressionsanalytischen Zusammenhänge aus [12] verwendet. Dabei zeigte sich, dass der EDSS gut mit dem Faktor F1-körperlich abgeschätzt werden konnte. F1-Werte unter 0 ($F1 < 0$) entsprachen EDSS 0,0 bis 4,0; F1 zwischen 0 und 0,8 ($0 < F1 \leq 0{,}8$) entsprach EDSS 4,5 bis 6,0, Werte F1 zwischen 0,8 und 1,2 ($0{,}8 < F1 \leq 1{,}2$) entsprach EDSS 6,5 bis 7,5 und F1 über 1,2 ($F1 > 1{,}2$) entsprach einem EDSS von 8.0 oder darüber. In Tabelle 3.16 ist die Verteilung der EDSS-Kategorien dargestellt und die entsprechende Verteilung von F1-körperlich in Abb. 3.5. Beide Verteilungen zeigen eine U-Form (26,2 % mit EDSS-Werten zwischen 4.5 und 7.5), das heißt, dass sehr leicht und sehr schwer Betroffene unter den MS-Patienten gegenüber den mäßig Betroffenen dominierten. Diese Verteilung unterscheidet sich damit von der Verteilung in der DMSGS1996-Studie, wo der mittlere EDSS-Bereich dominierte (70 % hatten einen EDSS zwischen 4.5 und 7.5).

Tabelle 3.16: Verteilung der Befragten auf die EDSS-Kategorien, n = 915. Zum Vergleich die Daten aus DMSGS1996 [1].

EDSS-Kategorie	Anzahl	% (Jahr 2006)	% (Jahr 1996)
1,00 EDSS 0–4.0	566	61,9	13,0
2,00 EDSS 4.5–6.0	162	17,7	20,4
3,00 EDSS 6.5–7.5	78	8,5	45,9
4,00 EDSS 8–9.5	109	11,9	20,7

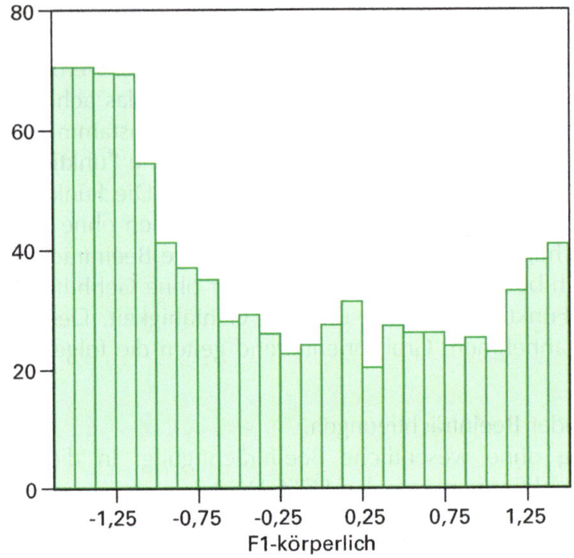

Abb. 3.5: Verteilung von F1-körperlich; MW −0,27; SD 0,98, n = 915.

Der EDSS war eng assoziiert mit der Rollstuhlabhängigkeit (Tabelle 3.17). Bei 907 Befragten ließen sich Antworten auswerten bezüglich Rollstuhlabhängigkeit und EDSS. Darunter waren 6 Befragte, wo die Rollstuhlfrage nicht klar beantwortet wurde. Bei EDSS 0–4.0 waren weniger als 1 % (5 Betroffene von 559) rollstuhlabhängig, bei einem EDSS zwischen 4,5 und 6,0 waren es 36 % (56 von 155). Bei einem EDSS zwischen 6,5 und 7,5 waren es 87 % (68 von 78) und bei einem EDSS zwischen 8,0 und 9,5 waren es 97 % (106 von 109). Dieser Zusammenhang war hoch signifikant (p = 1E-135) und in sich schlüssig, da ja ab einem EDSS von 4,5 die Gehfähigkeit in erster Linie den EDSS-Wert bestimmt.

Die MS-Betroffenen wurden gefragt, welche Krankheitszeichen der Multiplen Sklerose bei ihnen zum Befragungszeitpunkt im Vordergrund stünden. Die Ergebnisse sind in Tabelle 3.18 dargestellt. Zu den häufigsten genannten Problemen zählten in absteigender Reihenfolge Gangunsicherheit (87 %), Gangstörungen, Ausdauer/Kraft (80 %), Standunsicherheit (75 %), Harndrang (72 %), Gefühlsstörungen (71 %), Koordinationsstörungen (68 %), Lähmungen der Beine (67 %), Konzentrationsstörungen (65 %), Harnblasenstörungen (63 %), Muskelschwäche (62 %), psychische Probleme (58 %),

Tabelle 3.17: Rollstuhlabhängigkeit und EDSS. Bei 6 Betroffenen (2 EDSS 0–4,0; 4 EDSS 4,5–6,0) waren keine Angaben zum Rollstuhl zu erhalten, N = 907.

	Rollstuhl-abhängigkeit	Keine Rollstuhl-abhängigkeit	Gesamt	Anteil Rollstuhl-abhängige
EDSS 0–4.0	5	554	559	0,9
EDSS 4.5–6.0	56	99	155	36,1
EDSS 6.5–7.5	68	10	78	87,2
EDSS 8.0–9.5	106	3	109	97,2

Tabelle 3.18: Aktuell im Vordergrund stehende Krankheitszeichen (Mehrfachnennungen möglich).

Aktuelles MS-Problem	nein	ja	weiß nicht	Summe	Anteil ja %
Sehstörungen	457	446	36	939	**47,5**
Leicht	244	266		510	52,2
Mäßig	302	208		510	40,8
Schwer	474	36		510	7,1
Lähmungen	484	203	12	699	**29,0**
Gesicht	339	40	10	389	10,3
Beine	190	405	13	608	66,6
Arme	265	206	14	485	42,5
Schwindelgefühl	428	428	33	889	**48,1**
Koordinationsstörungen	196	440	9	645	**68,2**
Zittern	331	232	13	576	40,3
Sitzunsicherheit	404	132	8	544	24,3
Standunsicherheit	171	549	12	732	75,0
Gangunsicherheit	88	717	15	820	87,4
Sprache	784	131	27	942	**13,9**
Gefühlsstörungen	178	465	15	658	**70,7**
Kribbeln	206	567	18	791	71,7
Schweregefühl	287	398	32	717	55,5
Kältegefühl	327	343	21	691	49,6
Spannungsgefühl	315	306	33	654	46,8
Schmerzhafte Missempfindungen	372	321	20	713	45,0
Muskelschwäche	304	582	46	932	**62,4**
Spastik	427	461	34	922	**50,0**
Gangstörung (Ausdauer, Kraft)	160	690	12	862	**80,0**
Leicht	591	162		753	21,5
Mäßig	422	331		753	44,0
Schwer	493	260		753	34,5
Harnblasenstörungen	317	545	8	870	**62,6**
Harndrang	180	471	8	659	71,5
Harnträufeln	313	210	9	532	39,5
Restharn	278	268	32	578	46,4
Harnwegsinfekte	384	133	14	531	25,0
Kontrollverlust der Blase	327	242	16	585	41,4
Sexuelle Störungen	460	349	120	929	**37,6**
Stuhlgangsprobleme	543	327	8	878	**37,2**
Verstopfung	262	309	7	578	53,5
Durchfall	375	75	8	458	16,4
Stuhlkontrollprobleme	363	97	8	468	20,7
Psychische Probleme	311	483	39	833	**58,0**
Konzentrationsstörungen	243	513	33	789	65,0
Gedächtnisstörungen	336	353	53	742	47,6
Depressive Stimmung	306	401	45	752	53,3

Spastik (50%). Die Fragen zu diesen Symptomen waren dabei großteils wie 1996 formuliert worden unter Verwendung der Begriffe „Lähmungen", „Spastik", „Unsicherheiten beim Gehen", „Muskelschwäche", „Probleme mit Kraft oder Ausdauer" u. Ä. Einzelne Symptome, beispielsweise Paresen, konnten durch die Möglichkeit der Mehr-

Tabelle 3.19: Vergleich der häufigsten Beschwerden (Anteil „ja" in %) in der DMSG2006, NRW2004 und Sachsen2003.

Aktuelles MS-Problem	DMSGS2006	NRW2004	Sachsen2003
Gangunsicherheit	87		
Gangstörung (Ausdauer, Kraft)	**80**	**83**	**84**
Standunsicherheit	75		
Harndrang	72		
Gefühlsstörungen	**71**	**76**	**77**
Koordinationsstörungen	**68**	**77**	**82**
Lähmungen Beine	67		
Konzentrationsstörungen	**65**	**56**	
Harnblasenstörungen	63	69	75
Muskelschwäche	62	60	
Psychische Probleme	58	64	60
Spastik	50	52	
Schwindelgefühl	48	40	
Sehstörungen	48	50	
Lähmungen Arme	43		
Sexuelle Störungen	38	35	
Stuhlgangsprobleme	37	40	
Lähmungen	29	49	
Sprache	14	18	

fachnennung (mehrere Begriffe für dieses Symptom) auch für Laien plastisch abgebildet werden. Die Verteilung der Symptome entsprach gut den Symptomverteilungen in der NRW2004-Studie. Ein Vergleich der häufigsten Beschwerden ist in Tabelle 3.19 gezeigt. Beide publizierten Studien (soweit die Zahlen zu entnehmen waren) spiegeln recht genau die Zahlen der DMSGS2006 wider. In der DMSGS1996 wurden die Symptome nicht so systematisch ausgewertet.

Es konnten neben den vorgegebenen Symptomen auch „sonstige" handschriftlich festgehalten werden (137 Angaben). Hierunter fanden sich bereits bezeichnete Symptome (35 Angaben), Fatigue (38 Angaben), Schlafstörungen (6 Angaben), Coping--Problematik (13 Angaben) und Schmerzen (8 Angaben). Die restlichen 25 Angaben ließen sich überwiegend psychischen Problemen zuordnen (Depression, Angst, Angespanntheit, Befindlichkeitsstörungen etc.).

Spastik trat überwiegend bei PPMS (85 % hatten Spastik) und SPMS (73 %), seltener bei RRMS (24 %) auf. Ähnliches galt für Blasenstörungen (83 %, 77 %, 49 % bei den drei Verläufen PPMS, SPMS und RRMS). Dagegen traten psychische Störungen mehr bei den SPMS-Betroffenen auf (PPMS 49 %, SPMS 63 %, RRMS 56 %). Während also in der Reihe von RRMS über SPMS und PPMS die spinalen Symptome „Rollstuhlabhängigkeit", „Spastik", „Blasenstörngen" zunehmen, nehmen gegensinnig die vorzugsweise zerebral erklärbaren „psychischen Probleme" in dieser Reihenfolge eher ab.

Als rollstuhlabhängig, also „weitgehend auf einen Rollstuhl angewiesen" bezeichneten sich 26,2 % der Befragten (n = 1003). Dies war ein deutlich geringerer Anteil als 1996, wo 47,6 % angaben überwiegend auf den Rollstuhl angewiesen zu sein. Auch in der NRW2004 war der Anteil an Rollstuhlfahrern höher (44,9 %). Das jetzige

Kollektiv unterscheidet sich in diesem Punkt wesentlich von den Befragten 1996. Und das, obwohl die Krankheitsdauer länger war. Möglicherweise kommt hierbei ein Therapieeffekt zum Tragen (1996 gab es kaum mit Immunmodulatoren behandelte Patienten). Tatsächlich hatten 73 % der Gehfähigen eine Immuntherapie, während nur 48 % der Rollstuhlfahrer eine solche Therapie angaben. Das liegt zu einem Großteil aber daran, dass die Immuntherapie mit den üblichen Basistherapeutika ab einem bestimmten Schweregrad der Erkrankung nicht mehr als indiziert angesehen wurde und eine neue Therapie nicht angesetzt oder sogar eine bestehende Therapie abgesetzt wurde.

Die Rollstuhlabhängigkeit hing signifikant von der Verlaufsform der MS ab. Bei der RRMS (n = 462) waren 4,8 % rollstuhlabhängig, bei der SPMS (n = 339) waren es 42,2 % und bei der PPMS (n = 131) waren es 66,4 %.

Rollstuhlabhängige waren signifikant (p = 1,5E-22) älter (55,2 Jahre, SD 11,2) als Gehfähige (48 Jahre, SD 10,7) und hatten eine signifikant (p = 3,9E-25) längere Krankheitsdauer (29,6 Jahre, SD = 10,4) als Gehfähige (21,0 Jahre, SD 8,9).

Die Schubrate beträgt im Mittel ca. 0,5/a [0,14; 1,1], also 1 Schub in 2 Jahren; sie wird geringer in höherem Alter und bei längerer Krankheitsdauer [13]. In der vorliegenden Untersuchung war die mittlere Schubrate 1,6 pro 2 Jahren (Median = 1, n = 788), entsprechend 0,8 Schübe pro Jahr; bei RRMS 1,8 Schübe pro 2 Jahren, bei SPMS 1,6 Schübe pro 2 Jahren. Die Angaben dürften jedoch mit Vorsicht zu interpretieren sein, da es nicht einfach für Betroffene ist, Schübe als solche retrospektiv eindeutig wahrzunehmen und von Restsymptomen (des letzten Schubes, z. B. innerhalb des 30-Tages-Fensters gemäß Schubdefinition), von Tagesschwankungen, von Uhthoff-Phänomenen (Temperaturabhängigkeit von MS-Beschwerden), von anderen Symptomen (nicht MS-bezogen), von Progression oder von Befindlichkeitsstörungen zu unterscheiden. Erwartungsgemäß sollte nämlich die Schubaktivität bei SPMS deutlich geringer ausfallen als bei RRMS. Insgesamt erschien die angegebene Schubrate mit 0,8 auch relativ hoch, verglichen mit der oben genannten Schätzgröße von 0,5 Schüben pro Jahr [13].

Anhand der angegebenen Körpergröße und des angegebenen Körpergewichts wurde der Body-Mass-Index (BMI) berechnet nach der Formel Gewicht (kg) geteilt durch das Quadrat der Körpergröße (m). Der BMI wird demnach in kg/m^2 gemessen. Anhand des BMI wird der Ernährungszustand von Menschen kategorisiert. Die gängigste Tabelle, die in der Regel auch bei Studien (und hier in der DMSGS2006) verwendet wird, ist die der WHO (Tabelle 3.20). Es wird hierbei in keiner Weise das Geschlecht oder das Alter berücksichtigt. Deshalb gibt es auch durchaus andere Einteilungen. Beispielsweise hat das amerikanische National Research Council (NRC) bereits 1989 eine Tabelle veröffentlicht, die das Alter berücksichtigt. Anhand der WHO-Tabelle ergaben sich in der vorliegende Studie die in der Tabelle 3.21 dargestellten BMI-Status der befragten MS-Kranken im Vergleich zur übrigen deutschen Bevölkerung. Es fällt auf, dass der Anteil an Übergewichtigen geringer ist als in der Durchschnittsbevölkerung, obwohl behinderungsbedingter Bewegungsmangel postuliert werden könnte, der eher Adipositas fördern sollte. Die Frage, ob ein Bias durch die Tatsache, dass MS-Patienten vielleicht in der Befragung jünger waren als die Vergleichsgruppe musste verneint werden. In der Abb. 3.6 schließlich ist der Anteil an Adipösen in unserer Befragung im Vergleich zur übrigen Bevölkerung in Abhängigkeit vom Alter dargestellt. Als Definition für Übergewicht galt ein BMI von über 25. Das Zahlenmaterial

Tabelle 3.20: Body-Mass-Index-Grenzen, wie von der WHO vorgeschlagen [14].

Ernährungszustand	BMI
Normalgewicht	19–24,9
Übergewicht	25–29,9
Adipositas/Fettsucht Grad I	30–34,9
Adipositas/Fettsucht Grad II	35–39,9
Adipositas/Fettsucht Grad III	40 und darüber

für Deutschland entstammt dem BMI-Club [14]. Es ist sogar so, dass im Alter bei MS ganz besonders der Anteil an Übergewichtigen abnimmt. Bei den ganz jungen MS-Betroffenen scheint der Anteil an Übergewichtigen deutlich höher zu sein als in der übrigen deutschen Bevölkerung.

Eine Hypothese zur Erklärung der Unterrepräsentation von Übergewichtigen wäre, dass MS-Patienten, die unter Dysphagie leiden, weniger essen können und deshalb abnehmen. Leider fehlte im Fragebogen eine Frage zur Dysphagie, jedoch ergab sich zur Dysarthrie (beide Symptome gehen oft Hand in Hand) kein statistisch signifikanter Zusammenhang mit dem BMI, so dass die Hypothese fallen gelassen wird.

Die „Bewegungsmangel macht Übergewicht"-Hypothese trifft jedoch in der vorliegenden Studie genauso wenig zu, da kein statistisch signifikanter Zusammenhang zwischen BMI und Rollstuhlabhängigkeit gefunden wurde. Rollstuhlfahrer neigten also nicht mehr zu Übergewicht als Gehfähige in dieser Befragung.

Der BMI zeigte keine signifikante Geschlechtsabhängigkeit (Männer wie Frauen hatten einen BMI-Mittelwert von 23,8 bzw. 23,4). Auch ein signifikanter Zusammenhang mit dem EDSS war nicht zu finden (BMI-Mittelwerte in den EDSS-Gruppen zwischen 23,4 und 24,6).

Am ehesten scheint eine gesündere Lebensweise für die relativ geringe Anzahl Übergewichtiger MS-Betroffener eine Rolle zu spielen. Die Befragten, die spezielle Diäten zur Behandlung ihrer MS einhielten, unterschieden sich übrigens nicht signifikant in ihrem BMI von denen, die keinen speziellen Diätplan hatten.

Es wurde nach Begleitkrankheiten gefragt. Depression war die häufigste genannte Erkrankung mit fast 1/3 Ja-Antworten. Die zweithäufigste Begleiterkrankung war aus dem Bereich des Herz-Kkreislaufsystems (etwa 1/4 der Befragten), gefolgt von Gelenkerkrankungen und Osteoporose. Stoffwechselerkrankungen und Tumorerkrankungen waren vergleichsweise seltener. Kritischerweise muss angesagt werden, dass hier nicht nur die Häufigkeit der Erkrankung sondern auch die Wahrnehmung als Erkrankung und die Bedeutungszumessung durch die Befragten eingeht, weswegen vielleicht

Tabelle 3.21: Ernährungsstatus der MS-Betroffenen und der Deutschen [14].

	Anzahl	Anteil (%)	Deutschland (%)
Untergewicht	88	9,2	4
Normalgewicht	528	55,0	51,3
Übergewicht	246	25,6	36,1
Adipositas (Fettsucht)	98	10,2	8,6
Gültige Fallzahl, n	960		

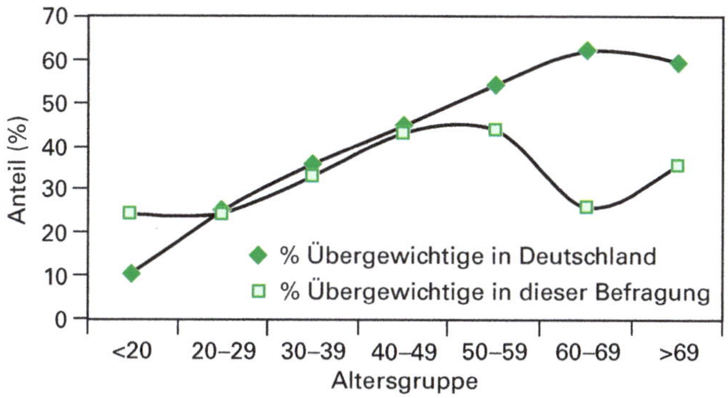

Abb. 3.6: Übergewicht (BMI >25) in Abhängigkeit vom Alter bei MS-Betroffenen in der aktuellen Umfrage im Vergleich zur Bevölkerung in Deutschland [BMI-Club2008].

manche Krankheiten unter- und andere überrepräsentiert sein dürften. Eine Befragung ist keine kritische Diagnosestellung.

Der Vergleich mit einer ähnlich angelegten Datenerhebung [15] via Befragung in der europäischen deutschsprachigen Großstadt Wien zeigt, dass in Berlin bei MS-Patienten mehr Herz-Kreislauferkrankungen und Tumorerkrankungen genannt wurden als erwartet. Dies kann als Indiz dafür dienen, dass möglicherweise bei MS vermehrt Begleitkrankheiten auftreten. Es könnte aber auch eine schärfere Wahrnehmung eigener Begleitkrankheiten und ein früheres Erkennen solcher Krankheiten durch die Ärzte, die chronisch Kranke behandeln, eine Rolle spielen. Diese Fragen können jedoch nur mit einer aufwendigen epidemiologischen Untersuchung wirklichkeitsgetreu geklärt werden. Hier könnten auch Kontextfaktoren und unterschiedliche Befragungsstile dafür verantwortlich sein, dass in der Wiener Befragung so wenig und hier so viele Personen angaben, unter Herz-Kreislauferkrankungen zu leiden. In Tabelle 3.22 ist der Vergleich zwischen der gefundenen und erwarteten Verteilung von Begleitkrankheiten zusammengefasst.

Es konnten auch „sonstige Begleitkrankheiten“ angegeben werden. Dies war der Fall bei 308 Befragten. Die sieben am häufigsten genannten „sonstigen Begleitkrankheiten“ waren Krankheiten des Halte-Stütz-Bewegungsapparats, vor allem der Gelenke und der Wirbelsäule, Krankheiten der Schilddrüse, der Lunge, der Haut, der Verdauungsorgane und der Augen, sowie Allergien. Es waren viele Doppelnennungen dabei (redundante Informationen).

Tabelle 3.22: Begleitkrankheiten der 1015 Befragten und einer vergleichbaren Großstadtbevölkerung (Wien) in einer ähnlich angelegten Befragung [15].

Begleitkrankheiten	„Ja“ Anzahl (%)	Gültige Fallzahl N	Wien (%)
Herz-Kreislauferkrankungen	210 (**24,4**)	859	**7**
Stoffwechselerkrankungen	45 (**5,8**)	776	**4**
Tumorerkrankungen	48 (**6,2**)	773	**1**
Gelenkerkrankungen	105 (**13,3**)	788	**12,3**
Osteoporose	93 (**11,9**)	783	**n. a.**
Depression	247 (**30,2**)	818	**0,5**

4 Behandlung und Versorgung von MS-Betroffenen

4.1 Immunprophylaxe der MS und Schubtherapie

Therapie-Effekte in Studien setzen sich zusammen aus wirklichen biologischen Therapieeffekten, Placeboeffekten („Der Glaube von Patienten versetzt Berge"), aber auch aus Rosenthaleffekten („Der Glaube von Therapeuten versetzt Berge") und schließlich aus statistischen Effekten, im Sinne einer Regression zum Mittelwert (einer der schon eine extrem hohe Schubfrequenz von vielleicht 10 Schüben pro Jahr hat, hat eine höhere Wahrscheinlichkeit, dass die Schubaktivität im nächsten Zeitintervall abnimmt, als dass sie noch mehr zunimmt; letzteres ist schon sehr unwahrscheinlich, ungeachtet der Therapieeffekte) [1]. Teile der in diesem Kapitel folgenden Inhalte wurden bereits publiziert [2].

4.1.1 Therapieabbrüche, Therapiewechsel und Therapieunterbrechungen

Therapien, die in Studien einen mäßig günstigen Effekt auf eine Krankheit haben, müssen nicht die gleichen Effekte bei der Alltagsanwendung in ärztlichen Praxen und Ambulanzen haben; die Effekte können größer oder kleiner sein und hängen von vielen Faktoren ab; sehr stark jedoch von der Compliance bzw. Adhärenz („dran bleiben an der Medikation", Therapietreue). Bei schlechter Adhärenz schmilzt ein in Studien gefundener 30%iger Bremseffekt auf die Krankheitsprogression schnell dahin, nämlich dann, wenn die Medikation gar nicht ausreichend Zeit hatte zu wirken. Dieser Problematik nahm sich die vorliegende Studie mit den folgenden Fragen an:

- Über welchen Zeitraum haben Sie sich eines der folgenden Präparate (Avonex®, Betaferon®, Rebif®, Copaxone®) im längsten Fall regelmäßig gespritzt?
- Wie oft haben Sie zwischen den Präparaten (Avonex®, Betaferon®, Rebif®, Copaxone®) gewechselt?
- Wie oft haben Sie die Anwendung der Präparate (Avonex®, Betaferon®, Rebif®, Copaxone®) unterbrochen, also innerhalb von vier Monaten wieder angefangen das gleiche Präparat zu spritzen?
- Wenn eine Therapie mit den Präparaten Avonex®, Betaferon®, Rebif® oder Copaxone® beendet wurde, was waren die Gründe? Hier waren Mehrfachnennungen möglich.

Die Ergebnisse sind in Tabelle 4.1 zusammengefasst. Grundlage für die Interpretation ist die Tatsache, dass in der Vergangenheit oder aktuell zum Befragungszeitpunkt 605 Betroffene eine Immuntherapie hatten (65,9%), 313 hatten keine Therapie (34,1%).

Nur 13% gaben an, die Therapie innerhalb eines Jahres beendet zu haben (3 Monate oder 1 Jahr), die meisten blieben mindestens 2 Jahre auf der entsprechenden Therapie (455 der 605 Betroffenen, entsprechend 75,2% der gültigen Fälle derer die aktuell oder früher eine Immuntherapie hatten). Therapiewechsel kamen bei 253 von 605 (ca. 42%) Betroffenen vor, Therapieunterbrechungen bei 121 von 605 Betroffenen (ca. 20%). Selbst bei begrenzter Validität und Konsistenz dieser Aussagen entsteht

Tabelle 4.1: Therapie-Beendigung, Therapiewechsel, Therapieunterbrechungen und Gründe für Therapiebeendigung.

Aussage	Anzahl	Anteil (%)
Wie lange wurde eine Spritzentherapie durchgeführt (n = 918)		
Keine Spritzentherapie	313	34,1
Habe in den ersten drei Monaten die Therapie beendet	28	3,1
Habe im ersten Jahr die Therapie beendet	54	5,9
Habe vor dem Ende des zweiten Jahres die Therapie beendet	68	7,4
Habe länger als zwei Jahre die Therapie angewendet	455	49,6
Wie oft wurde eine Spritzentherapie gewechselt (n = 650)		
Kein Wechsel	397	61,1
Einmal	192	29,5
Zweimal	27	4,2
Dreimal	26	4,0
Mehr als dreimal	8	1,2
Wie oft wurde eine Spritzentherapie unterbrochen (n = 501)		
Keine Unterbrechung	380	75,8
Einmal	104	20,8
Zweimal	10	2,0
Dreimal	3	0,6
Mehr als dreimal	4	0,8
Gründe für eine Beendigung der Therapie (Mehrfachnennung möglich), n = 605		
Keine Beendigung	294	48,6
Nebenwirkungen	187	30,9
Arztempfehlung	171	28,3
Unzureichende Wirkung	163	26,9
Eigene Entscheidung	122	20,2
Andere	64	10,6
Keine Kostenübernahme	8	1,3

das Bild, dass etwa die Hälfte adhärent war, während sich Nicht-Adhärenz etwas häufiger in Therapiewechsel als in Therapieunterbrechungen zeigte.

Gründe für Therapiebeendigungen waren dabei in erster Linie Nebenwirkungen (39%), unzureichende Wirkung (27%), wobei bei 28% die Entscheidung der Beendigung ärztlich getroffen wurde, während bei 20% die eigene Entscheidung im Vordergrund stand. Eigene Entscheidung ohne ärztliche Empfehlung lag dabei bei 82 von 122 Betroffenen vor (67,2%), während eine ärztliche Empfehlung ohne eigene Entscheidung bei 131 von 171 Betroffenen (76,6%) vorlag und nur bei 40 der 213 Therapiebeendigungsgründe selbst/ärztlich (18,8%) wurde angegeben, dass ärztliche Empfehlung und eigene Entscheidung Hand in Hand gingen. Dieses Ergebnis könnte dahin gehend interpretiert werden, dass es bei dem Entscheidungsfindungsprozess, ob eine Therapiebeendigung stattfinden sollte, noch Verbesserungsspielraum gibt. Vor allem die Interaktion zwischen Arzt und Patient (Informationsvermittlung, Aufklärung, Konsensfindung, partnerschaftlicher Umgang) ist möglicherweise noch nicht optimal. Dass nur die Hälfte der Patienten eine einmal entschiedene Therapie mehr als zwei

Jahre durchhalten, hat einerseits etwas mit objektiven Gründen (Nebenwirkungen und wahrgenommene Wirkungslosigkeit) zu tun, jedoch andererseits auch mit der ursprünglichen Aufklärung und fehlgeleiteter Erwartungshaltung.

Unter „andere Gründe" für einen Therapie-Abbruch verbergen sich bereits genannte Gründe (49 Fälle) und vereinzelt Schwangerschaftswunsch (9 Fälle) und Spritzenphobie (3 Fälle), sowie Antikörpernachweis (3 Fälle).

Auch die Verlaufsform beeinflusst die Adhärenz: SPMS-Betroffene zeigten eine geringere Adhärenz als RRMS-Patienten; Geschlechtsunterschiede bestanden dabei nicht [2]. Eine Regressionsanalyse zeigte, dass Rollstuhlabhängigkeit und sekundär progrediente Verlaufsform eine schlechte Adhärenz (Therapieabbruch innerhalb der ersten 2 Jahre) signifikant vorhersagen konnten ($n = 477$; $R^2 = 0{,}13$), wobei die überwiegende (87 %) Varianz der Adhärenz durch andere, unbekannte Faktoren, bestimmt war [2].

In diesem Zusammenhang muss gesagt werden, dass es schwierig ist, eine Wirkungslosigkeit objektiv im Einzelfall zu erkennen (stochastische Streuung etwa der Schubfrequenz ist enorm!) und wohl kaum innerhalb der ersten drei Monate nach Therapiebeginn.

Die Nebenwirkungen sind zwar grundsätzlich leichter wahrnehmbar als die therapeutische Wirkung (oder Wirkungslosigkeit), deren Erleben ist jedoch stark subjektiv geprägt und abhängig von der Erwartungshaltung.

Die Frage nach den Nebenwirkungen, die empfunden werden und dem Ausmaß wie diese Nebenwirkungen im Alltag stören, wurde als nächstes gefragt.

4.1.2 Nebenwirkungen der Immuntherapie

Im Folgenden wollten wir wissen, welche Nebenwirkungen (UAW, unerwünschte Arzneimittelwirkungen) der Immunmodulatoren und Immunsuppressiva auftraten und wie sehr sie störten. Das Störpotential sollte wieder anhand von Noten eingeschätzt werden. Note 6 entspricht dabei „sehr störend", also sehr belästigend und Note 1 „überhaupt nicht störend". In Tabelle 4.2 sind Mittelwerte, Mediane und gültige Fallzahlen dargestellt für die Nebenwirkungen in der Reihenfolge in denen sie erfragt wurden, die Mittelwerte sind in Abb. 4.1 sortiert worden.

Beachtlich ist bei Betrachtung der Bewertungen, dass subjektiv der Begriff Hautvereiterung offenbar mit weniger Störpotential wahrgenommen wird als Hautverhärtungen, obwohl objektiv die Vereiterung die ernstere Nebenwirkung darstellt. Ähnliches gilt für „langsamer Herzschlag". Die subjektive Wahrnehmung, welche Bedeutung bzw. Gefahrenpotentiale hinter den Begriffen steht, ist oft nicht kongruent zur Wahrnehmung durch die Ärzte. Daneben liegen vermutlich auch unscharfe Vorstellungen vor, was beispielsweise unter „Hautvereiterung" (484 Nennungen!) oder „langsamer Herzschlag" (489 Nennungen!) überhaupt zu verstehen ist. In Wirklichkeit dürften diese Nebenwirkungen sehr viel seltener auftreten, als sie hier genannt wurden. Am meisten störend werden die neuropsychologischen und psychischen Nebenwirkungen wahrgenommen: Müdigkeit, Abgeschlagenheit, depressive Stimmung und Antriebslosigkeit; diese sind objektiv nicht bedrohlich (weniger als Fieber, erhöhte Infektanfälligkeit), werden aber subjektiv als sehr lästig erlebt.

Die Akzeptanz einer Therapie hängt nicht nur von der erlebten Wirksamkeit und den wahrgenommenen Nebenwirkungen, sondern auch von der Applikationsart ab, in der die Substanz angewandt werden soll.

Tabelle 4.2: Nebenwirkungen (UAW) der Immuntherapeutika, Anteil in %, der die Noten 5 und 6 vergab, gültige Fallzahl (n), Noten-Mittelwert (MW) und Noten-Median (Median). Note 1 bedeutet „UAW überhaupt nicht störend" und Note 6 entspricht „UAW sehr störend". Dazwischen waren alle ganzzahligen Noten möglich.

UAW	Note 5, 6 (%)	N	MW	Median
Fieber	49,6	571	3,8	4
Abgeschlagenheit	53,2	631	4,3	5
Müdigkeit	51,5	650	4,3	5
Kopfschmerz	45,3	596	3,9	4
Gliederschmerzen	45,0	596	4,0	4
Hautreizungen	25,8	647	3,2	3
Hautverhärtungen	32,0	609	3,3	3
Hautvereiterungen	37,6	484	3,1	2
Herzrasen	35,7	535	3,3	3
Langsamer Herzschlag	18,4	489	2,5	1
Atemnot	41,3	504	3,3	3
Engegefühl über der Brust	39,8	508	3,3	3
Übelkeit	38,7	514	3,3	3
Durchfall	33,8	500	3,1	3
Lymphknotenschwellung	22,0	486	2,6	2
Muskelschmerzen	42,3	570	3,7	4
Häufigere Erkältungen	31,0	519	3,2	3
Schwitzen	29,1	549	3,2	3
Antriebslosigkeit	48,0	606	4,1	4
Depressive Stimmung	53,4	379	4,1	5
Sehschärfenverlust	49,1	550	3,9	4
Panikattacken	41,9	501	3,3	3
Menstruelle Störungen	25,5	380	2,8	2

4.1.3 Applikation der Immuntherapie

Bei vergleichbarer Wirksamkeit und vergleichbaren Nebenwirkungen würde die weit überwiegende Mehrheit (74 %) der Betroffenen eine Tablettenform bevorzugen (Abb. 4.2). Lässt man die Alternativen Nasenspray und Infusionen außer betracht, ergibt sich ein noch extremeres Bild zu Gunsten der Tablette. Von beiden Alternativen Spritze (sei es subkutan oder intramuskulär) und Tablette würden damit 700 von 811 (86,3 %) die Tablette und 111 von 811 (13,7 %) die Spritze wählen. Wir untersuchen nun die Präferenz der bevorzugten Applikationsform Tablette unter verschiedenen Randbedingungen und betrachten hierzu Abb. 4.3. Die Bevorzugung der Tablette geht verloren, wenn sie weniger wirksam erscheint oder wenn sie mehr Nebenwirkungen beinhaltet. Mehr Nebenwirkungen werden durch mehr Wirksamkeit zum großen Teil kompensiert und erhalten teilweise die Präferenz.

4.1.4 Benotung der aktuellen Immuntherapie

Im Folgenden wird beschrieben, wie MS-Betroffene deren aktuelle Immuntherapie bewerteten. Die DMSGS2006-Daten konnten teilweise verglichen werden mit Daten der NRW2004 [3], sofern publizierte Daten zur Verfügung standen. Daten aus der Sach-

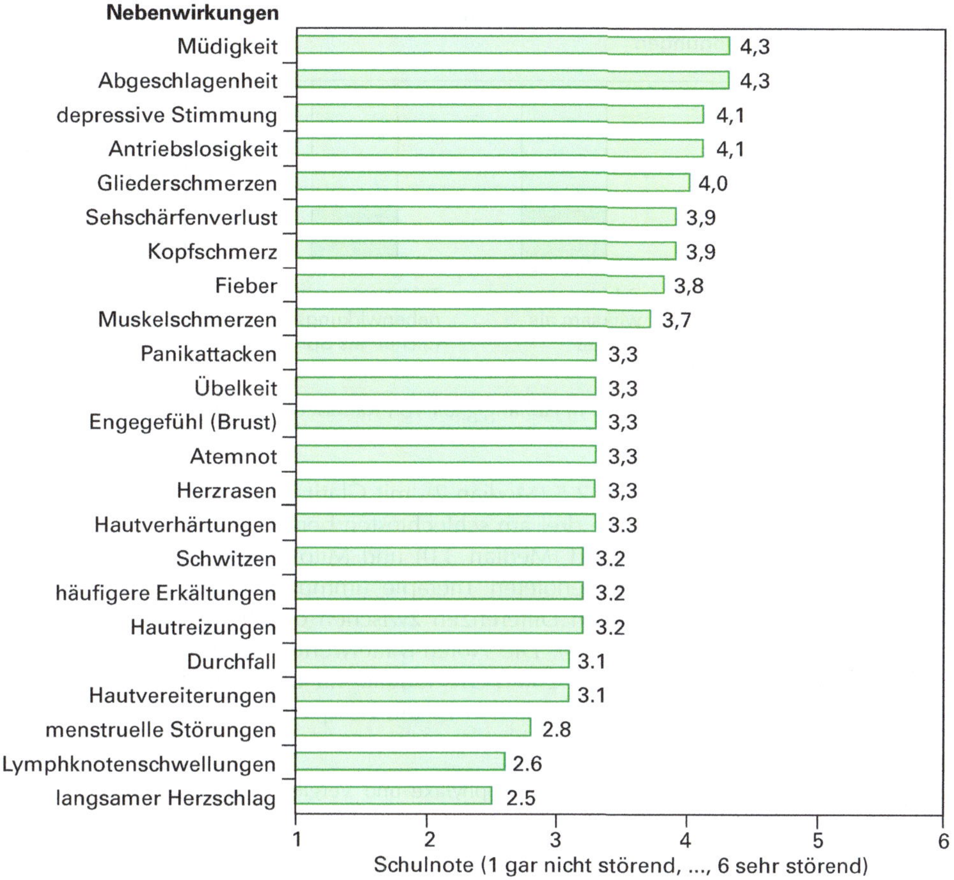

Abb. 4.1: Sortierte Mittelwerte der Benotung der Nebenwirkungen von Immuntherapeutika.

sen2003 [4] in publizierter Form zu diesem Thema waren nur zu einem sehr kleinen Teil vorhanden.

In der DMSGS2006 waren 358 von 1015 Betroffenen ohne aktuelle Immunprophylaxe, das entspricht etwa 35,3 %. Im Gegensatz dazu waren in der NRW2004 ca. 64 % ohne aktuelle Immunprophylaxe. Die mittlere Bewertung über alle aktuellen Im-

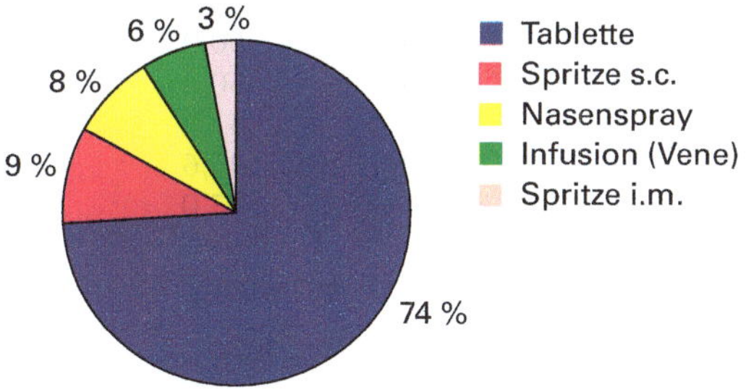

Abb. 4.2: Bevorzugte Applikationsart.

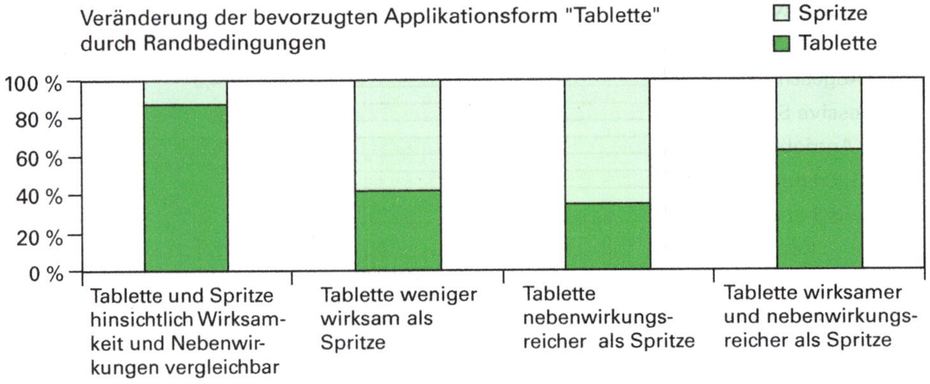

Abb. 4.3: Wahl der Applikationsform in Abhängigkeit von Randbedingungen.

munmodulatoren ergab die Note 2,5 (Median 2), mit Glatirameracetat und Immunglobulinen an der Spitze. Bis auf die drei am schlechtesten benoteten Therapien Kortikoide (Median 3,0), Cyclophophamid (Median 3,0) und Mitoxantron (Median 2,5) und abgesehen von der am besten benoteten Therapie (Immunglobuline, IVIG, Median 1,0) ergaben sich keine relevanten Differenzen zwischen den Vertretern der Immunmodulatoren (Mediane alle bei 2,0). Die Noten-Mittelwerte waren in der NRW2004 vergleichbar mit denen der DMSGS2006. Die Tabelle 4.3 und Abb. 4.4 zeigen diese Verhältnisse. Die Darstellung von Medianen ist die adäquatere Methode, da die No-

Tabelle 4.3: Benotung der aktuellen Immunprophylaxe und Vergleich mit der Benotung in der NRW2004. IVIG: Immunglobuline.

	DMSGS2006							NRW2004
	n	Note MW	Median	SD	25 %-Perzentile	75 %-Perzentile	Anteil (%) Noten 1 oder 2	Note MW
Glatiramer-acetat	128	2,1	2,0	1,1	1,0	3,0	71,9	2,5
IVIG	58	2,1	1,0	1,6	1,0	3,0	72,4	2,7
Betaferon®	162	2,4	2,0	1,3	1,0	3,0	62,3	2,7
Avonex®	85	2,7	2,0	1,6	1,0	3,0	56,5	2,9
Mitoxantron	84	2,7	2,5	1,3	1,5	3,5	50,0	3
Rebif®	125	2,7	2,0	1,4	1,0	3,0	50,4	2,6
Azathioprin	56	2,8	2,0	1,7	1,2	3,2	51,8	2,6
Kortikoide	202	3,0	3,0	1,6	2,0	4,0	43,6	2,8
Cyclophos-phamid	8	3,4	3,0	1,9	1,0	5,0	25,0	3,6
Aktuelle Immunmodulatoren gemittelt	672	2,5	2,0	1,3	1,7	3,0	55,8	

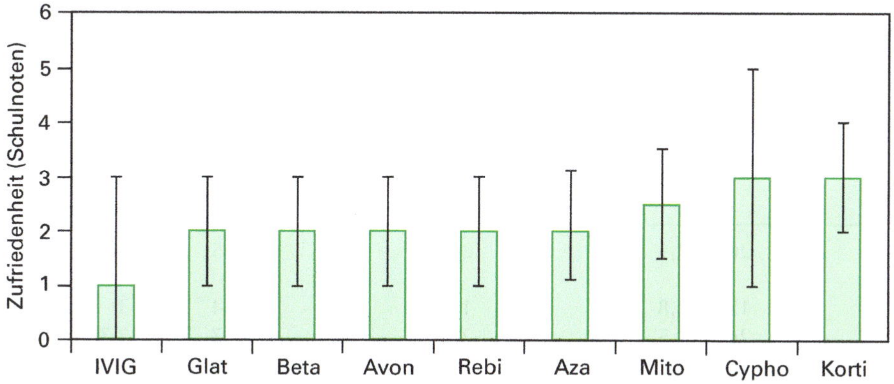

Abb. 4.4: Zufriedenheit mit den aktuellen Immunmodulatoren. Dargestellt sind die Mediane der Noten und die Interquartilsbereiche (25 %- und 75 %-Perzentilen). Abkürzungen: IVIG Immunglobuline, Glat Glatirameracetat, Beta Betaferon, Avon Avonex, Rebi Rebif, Aza Azathioprin, Mito Mitoxantron, Cypho Cyclophosphamid, Korti Kortikoide.

tenverteilungen teilweise erheblich von Normalverteilungen abweichen und daher die arithmetischen Mittelwerte nur eingeschränkt anwendbar sind.

Interessant darzustellen ist der Anteil an Noten 1 und 2, der vergeben wurde (Tabelle 4.3), aber auch der Anteil der schlechtesten Noten, also der Noten 5 und 6, die den Immuntherapeutika gegeben wurden. Der Anteil der „ungenügend bis mangelhaft" bewerteten Pharmaka war in absteigender Rangfolge Glatirameracetat (4,7 %), Betaferon (9,3 %), Mitoxantron (10,7 %), Rebif (11,2 %), Immunglobuline (12,1 %), Avonex (15,3 %), Azathioprin (16,1 %), Kortikoide (18,8 %), Cyclophosphamid (25,0 %). Diese Darstellung der schlechtesten Bewertungen im Vergleich mit der in der Tabelle 4.3 vorgenommenen Darstellung der besten Bewertungen (Noten 1 und 2) zeigt, wie sehr die Meinungen bei den einzelnen Medikamenten auseinander gehen.

Therapieabbrecher (innerhalb der ersten zwei Jahre) und SPMS-Patienten (im Vergleich zu RRMS-Patienten) zeigten sich signifikant weniger zufrieden mit der Immunmodulation (außer für Glatirameracetat) [2].

Die Zufriedenheit mit der aktuellen Immuntherapie (gemittelt über die Immuntherapeutika) war bei Rollstuhlfahrern signifikant ($p = 1E\text{-}6$) geringer (MW 3,0; SD 1,4; n 125) als bei Gehfähigen (MW 2,4; SD 1,2; n 535). Die Zufriedenheit mit dem Arzt war nicht abhängig von der Rollstuhlbedürftigkeit.

4.1.5 Benotung der früheren Immuntherapie

Die Tabelle 4.4 zeigt die Benotung der früheren Immuntherapien, welche eine schlechtere Bewertung erhielten als die aktuelle Therapie. Das ist auch nicht anders zu erwarten, schließlich gibt es ja Gründe (Unzufriedenheit!) für das Beenden dieser ehemaligen Therapien, in den Fällen, in denen sie tatsächlich zwischenzeitlich beendet wurden. Lediglich Immunglobuline erreichten einen Median von 2, die Mehrheit erhielt einen Median von 3 und besonders schlecht (Median) schnitten Azathioprin und Avonex® ab (Median jeweils 4). Die Mittelwerte in der NRW2004 waren sehr gut vergleichbar mit den hier vorliegenden Daten der DMSGS2006. Auffallend sind die

Tabelle 4.4: Benotung der früheren Immunprophylaxe und Vergleich mit der Benotung in der NRW2004. IVIG: Immunglobuline.

	DMSGS2006							NRW2004
	n	Note MW	Median	SD	25%-Perzentile	75%-Perzentile	Anteil (%) Noten 1 oder 2	Note MW
Glatiramer-acetat	200	3,1	3,0	1,7	2,0	4,0	47,5	3,2
IVIG	129	2,8	2,0	1,8	1,0	5,0	57,4	3
Betaferon®	268	3,5	3,0	1,8	2,0	5,0	37,7	3,7
Avonex®	164	3,6	4,0	1,6	2,0	5,0	32,9	3,6
Mitoxantron	130	3,3	3,0	1,7	2,0	5,0	42,3	3,2
Rebif®	169	3,5	3,0	1,6	2,0	5,0	30,8	3,5
Azathioprin	139	3,8	4,0	1,8	2,0	6,0	31,7	3,7
Kortikoide	591	2,9	3,0	1,5	2,0	4,0	45,3	2,8
Cyclophosphamid	25	3,9	3,0	1,6	2,5	5,5	24,0	3,8
Frühere Immunmodulatoren gemittelt	837	3,1	3,0	1,4	2,0	4,0	33,1	

geringen Mittelwert-Unterschiede zwischen den drei Interferonen und das relativ gute Abschneiden der Kortikoide, das relativ schlechte Abschneiden der Immunglobuline, verglichen mit der Bewertung der aktuellen Therapie. Es gehen bei der Bewertung der früheren Therapien möglicherweise vermehrt langfristige Erfahrungsaspekte hinsichtlich erwünschter Wirkung und unerwünschter Wirkungen mit ein als bei der Bewertung der aktuellen Therapie. Bei letzterer mögen vielleicht „Bauchgefühle" gegenüber der Therapieform, kurzfristige Wirkungs- und Nebenwirkungswahrnehmungen und Umstände (z. B. „Spritzen sind unangenehm") der Therapieapplikation eine größere Rolle spielen.

4.1.6 Zufriedenheit mit der prophylaktischen Therapie und Lebensqualität

Der Zusammenhang zwischen allgemeinen Zufriedenheitsmaßen bzw. Lebensqualitätsmaßen und der Zufriedenheit aktueller Immuntherapie wurde mit einer Pearson-Korrelationsanalyse untersucht. Hierbei ergaben sich unter Beachtung der Korrektur des Alphafehlers wegen multiplen Testens (korrigierter Alpha-Fehler: 0,0005) und unter der Voraussetzung, dass die gefundenen Korrelationen auch relevant sein sollten (Korrelationskoeffizienten von mindestens 0,40, entsprechend einem R^2 von mindestens 0,16) nur für sehr wenige Immuntherapien signifikante Zusammenhänge:

Die Zufriedenheit mit der aktuellen Mitoxantrontherapie korrelierte im oben genannten Sinne (Signifikanz und Relevanz) mit dem SF-36-Summenscore, mit der physischen Subskala der MSQOL-54 und mit der Subskala Gesundheitsänderung der MSQOL-54.

Die Zufriedenheit mit der aktuellen Rebif®-Therapie korrelierte signifikant und relevant mit dem prädizierten SF-36-Score, mit der Körperfunktions-Subskala der MSQOL-54, mit dem SF-36-Summenscore und mit dem physischen Summenscore der MSQOL-54.

Die Zufriedenheit mit der aktuellen Immunglobulin-Therapie korrelierte dagegen mit den Sexualfunktionen (MSQOL-54). Eine Regressionsanalyse offenbarte, dass die Subskala Sexualfunktion der MSQOL-54 nicht vom Geschlecht, jedoch signifikant von bestehenden sexuellen Störungen und von der Zufriedenheit mit Immunglobulinen im Zusammenhang stand.

Die Korrelationen beschreiben Zusammenhänge, aber keine Kausalitäten. Ob nun die Zufriedenheit daher rührt, weil die Medikamentenzufriedenheit eine gute Wirkung auf die Krankheit widerspiegelt oder ob eine stabile Krankheit zu einer Zufriedenheit mit Medikamenten führt (egal ob sie wirken oder nicht), ist nicht anhand dieses Datenmaterials herauszubekommen; hierfür wäre eine prospektive, möglichst placebokontrollierte, randomisierte Studie notwendig.

Die mittlere Zufriedenheit mit der aktuellen Immuntherapie (gemittelt über alle aktuellen Therapien) zeigte keine signifikanten und gleichzeitig relevanten Zusammenhänge mit Lebensqualitäts- und allgemeinen Zufriedenheitsmaßen. Der Zusammenhang der Zufriedenheit mit den in Tabelle 4.3 aufgelisteten Immuntherapien mit der Lebensqualität (EQ5D-VAS) war in einer Korrelationsanalyse nur sehr gering (Varianz der Lebensqualität allesamt zu einem geringeren Anteil als 10% durch die Zufriedenheit mit den Immuntherapeutika erklärbar). Zufriedenheiten mit Azathioprin, Rebif®, Glatirameracetat, Avonex® und Betaferon® hingen zwar mit der Lebensqualität (EQ5D-VAS) zusammen, die Korrelationen waren häufig auch signifikant ($p < 0{,}05$), jedoch in Anbetracht der kleinen Korrelationskoeffizienten (deutlich unter 0,4), insgesamt wenig relevant. Lebensqualität bedeutet in diesem Zusammenhang wohl eine multifaktoriell beeinflusste Größe, bei der die Zufriedenheit mit den aktuellen Immuntherapien eine untergeordnete Rolle zu spielen scheint. Eine in einem späteren Kapitel des Buches zu beschreibende Regressionsanalyse kann möglicherweise mehr Klarheit verschaffen.

Im Folgenden wurde untersucht, wie sich die Gruppen mit Immuntherapie von denen ohne Immuntherapie unterscheiden hinsichtlich der körperlichen Lebensqualität (PHCS aus der MSQOL-54). Die übersichtliche Darstellung findet sich in Tabelle 4.5 und Abb. 4.5.

Aktuell angewandte Kortikoide zeigten einen Zusammenhang mit schlechter physischer Lebensqualität (PHCS). Hierbei tragen aber nicht nur möglicherweise zu beklagende Nebenwirkungen der Kortikoide zum Effekt bei sondern auch der Grund für die Kortikoidgabe, nämlich der Schub mit seinen körperlichen Symptomen. Der letztgenannte Effekt (Schubsymptome) dürfte in seiner Wirkung auf die PHCS überwiegen.

Die von der MSTKG [5] empfohlenen Basistherapeutika zeigten positive Korrelationen mit dem PHCS: Glatirameracetat hatte einen hochsignifikanten Zusammenhang mit gutem PHCS, während die Interferone nur einen Trend eines positiven Effekts zeigten.

Azathioprin, Mitoxantron und Cyclophosphamid boten einen signifikanten negativen Zusammenhang mit der PHCS. Dabei darf nicht gefolgert werden, dass ein Medikament besser als ein anderes ist (hinsichtlich Wirkungen und Nebenwirkungen). Hier könnten neben ungünstigen Wirkungs-Nebenwirkungs-Relationen der Medikamente auch besonders ungünstig verlaufende MS-Verläufe zu dem Effekt beitragen, auch wenn dies in der Befragung nicht offensichtlich zutage trat (zumindest hatten sie aber mehr körperliche Symptome und Behinderungen im F1-körperlich und im EDSS). Es gibt also Hinweise, dass schwer MS-Betroffene mit höherer Wahrscheinlichkeit z. B.

Tabelle 4.5: Gruppendifferenzen der Mittelwerte von PHCS und von F1, sowie Median des EDSS zwischen Personen mit und ohne Immunmodulatoren. F1 körperlich: Score körperlicher Beschwerden; EDSS: Schätzung des EDSS mittels F1; MW: Mittelwert; SD: Standardabweichung. PHCS (körperliche Lebensqualitätsskala aus der MSQOL-54 in Abhängigkeit von der Immunmodulation (ja/nein).

Aktuelle Immunmodulation		F1 körperlich	EDSS-Median	Anzahl	PHCS Immunmodulation (ja/nein)					
Medikament	Nein/ja	MW	Kategorie	n	MW	Median	SD	25%-Perzentile	75%-Perzentile	p (U-Test)
Kortikoide	nein	−0,36	0.0–4.0	537	51,2	51,3	16,3	37,7	64,9	6,0E-07
	ja	−0,22	4.5–6.0	67	40,7	39,1	13,1	31,8	48,8	
Avonex®	nein	−0,32	0.0–4.0	494	50,3	49,6	16,4	371,0	63,2	n. s.
	ja	−0,45	0.0–4.0	62	51,8	52,1	13,9	41,5	62,5	
Rebif®	nein	−0,29	0.0–4.0	456	50,2	49,3	16,3	37,1	62,9	n. s.
	ja	−0,72	0.0–4.0	98	51,5	50,2	16,2	37,9	65,6	
Betaferon®	nein	−0,30	0.0–4.0	445	50,0	49,4	16,3	36,2	62,8	n. s.
	ja	−0,38	0.0–4.0	114	51,6	51,2	15,8	40,5	66,2	
Glatiramer-acetat	nein	−0,23	0.0–4.0	450	48,8	48,1	15,7	36,3	60,3	1,0E-08
	ja	−0,91	0.0–4.0	105	58,8	61,2	15,1	46,1	71,5	
Azathioprin	nein	−0,37	0.0–4.0	505	50,9	50,4	16,0	37,9	63,8	5,0E-03
	ja	0,26	4.5–6.0	40	44,1	41,1	16,0	30,9	49,8	
Mitoxantron	nein	−0,38	0.0–4.0	491	51,0	50,7	16,4	37,8	64,5	4,0E-04
	ja	0,16	4.5–6.0	57	43,1	42,8	11,2	34,8	52,0	
Cyclophos-phamid	nein	−0,34	0.0–4.0	528	50,6	49,6	16,0	37,8	63,1	5,0E-03
	ja	1,08	6.5–7.5	3	22,7	22,1	2,0	21,0	23,5	
Immun-globuline	nein	−0,33	0.0–4.0	504	50,4	49,6	16,1	37,6	63,0	n. s.
	ja	−0,19	0.0–4.0	39	47,0	43,4	16,0	35,0	63,5	
Immunmodulation (eine der genannten)	**nein**	**0,02**	**4.5–6.0**	**248**	**49,2**	**49,5**	**17,0**	**33,5**	**62,7**	**n. s.**
	ja	**−0,41**	**0.0–4.0**	**544**	**50,7**	**49,6**	**15,9**	**38,3**	**63,5**	

Cyclophosphamid erhielten als leichter Betroffene. Die zusammengefassten Daten können in Tabelle 4.5 und Abb. 4.5 betrachtet werden.

Auch Immunglobuline zeigten einen Trend in Richtung geringerer PHCS-Werte, jedoch ohne Erreichen des geforderten Signifikanzniveaus.

Die Zufriedenheit mit der früheren Immuntherapie war bei Rollstuhlabhängigen signifikant ($p = 1E\text{-}8$) geringer (MW 3,6; SD 1,4; n 209) als bei gehfähigen Personen (MW 2,9; SD 1,3; n 612). Die Zufriedenheit mit dem Arzt war nicht signifikant unterschiedlich bei den beiden Gruppen. Das erlebte Scheitern der Therapeutika beeinflusst offenbar die Wahrnehmung von Zufriedenheit mit den Mitteln aber nicht die Zufriedenheit mit dem Arzt.

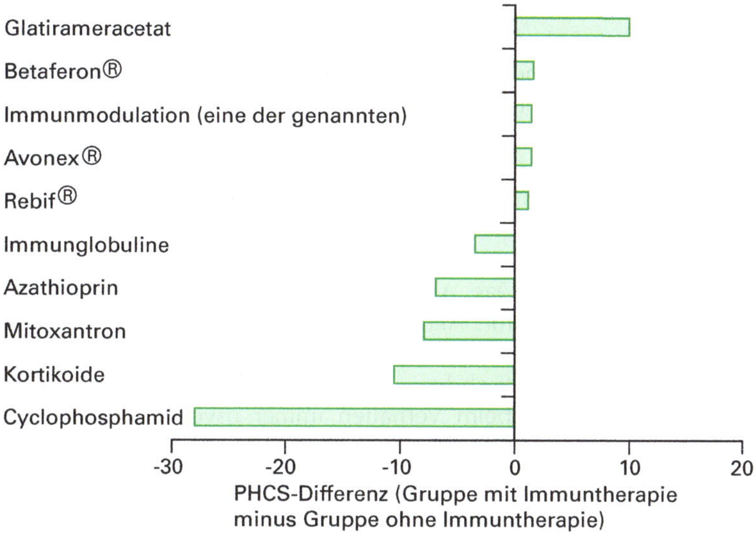

Abb. 4.5: Mittelwertsdifferenzen von PHCS bei MS-Kranken mit Immunmodulatoren gegenüber solchen ohne Immunmodulation („ja minus nein"). Positive Zahlen bedeuten: PHCS besser in der Behandlungsgruppe, negative Zahlen bedeuten: PHCS schlechter in der Behandlungsgruppe. Abkürzungen wie in Tabelle 6.5.

4.1.7 Verlaufsform der MS und Anteil von MS-Kranken ohne Immuntherapie

Der Anteil von Befragten ohne aktuelle Therapie in der vorliegenden Studie war abhängig von der Verlaufsform der Erkrankung. So hatten 81 von 134 der PPMS-Patienten (60,4 %) keine Therapie, 133 von 343 (38,8 %) der SPMS-Betroffenen und 91 von 466 (19,5 %) der RRMS-Patienten keine Immunmodulation. Ähnlich waren die Verhältnisse für aktuelle Kortikoidtherapien (77,6 % der PPMS-, 62,4 % der SPMS- und 39,1 % der RRMS-Betroffenen ohne Therapie).

4.1.8 Schubtherapie

Schubtherapien werden mit Kortikoiden („Kortison", in der Regel in Form des Derivats Methylprednisolon) hochdosiert intravenös durchgeführt, z. B. täglich 1000 mg intravenös für 3 bis 5 Tage [5].

Die mittlere Anzahl von Kortikoidtherapien in den letzten 2 Jahren vor der Befragung betrug bei RRMS 1,3 (Median = 1, n = 420), bei SPMS 1,8 (Median = 1, n = 280) und bei PPMS 1,1 (Median = 0, n = 92). Auch in der NRW2004 wurden mehrheitlich Kortikoidtherapien bei SPMS angewandt; ein Teil dieser Therapien könnte eine regelmäßige Pulstherapie unter prophylaktischen Gesichtspunkten anstatt eine konventionelle Schubtherapie ausmachen. Tatsächlich gab es die Antworten 6, 12 und 24 Kortikoidtherapien in 2 Jahren besonders häufig.

4.2 Alternative und komplementäre Verfahren

Der Anteil an MS-Kranken, der komplementäre und alternative Behandlungsmethoden anwendet, beträgt zwischen 30 und 70 % [6], wie bei anderen Patienten auch in der

Bevölkerung. Die Tendenz ist weiterhin steigend von 1970 bis 2002 [7, 8]. Hierbei spielen vorwiegend psychologische Effekte eine Rolle, unter anderem die Kontrollüberzeugung (oft in Form einer Kontrollillusion) [9, 10]. Erlebter Kontrollverlust bedeutet Stress, Illusion der Kontrolle vermindert Stresserleben. Auch die folgenden Effekte sind in erster Linie psychologischer Natur. Placeboeffekte sind Wirkeffekte, die auf psychologischen Mechanismen der Behandelten beruhen (z. B. „Glaube versetzt Berge") und keine spezifischen Therapieeffekte darstellen. Der Rosenthaleffekt ist ein ähnliches psychologisches Phänomen auf der Untersucherseite, „Der Untersucher sieht, was er sehen möchte", Wirkeffekte beruhen auf psychologischen Mechanismen auf Seiten des Beobachters. Das Aktivitätskonzept ist möglicherweise nicht ausschließlich psychologischer Natur: Aktivität wirkt gut gegen Depression und steigert Glückserleben (im optimalen Fall: „Flow-Gefühl"). Verhaltensökonomische Aspekte: Der Mensch ist keine mathematisch logisch sich verhaltende Maschine (also kein homo oeconomicus); es spielen beim Verhalten immer psychologische Mechanismen eine Rolle, die nicht nur darauf abzielen, eine Gewinnoptimierung bzw. Nutzenoptimierung zu erzielen. In der Abb. 4.6 werden einige der eben angeschnittenen Zusammenhänge, die man heute diskutiert, algorithmisch dargestellt.

Letztlich führt die Wahrnehmung von unbeeinflussbarer Krankheitsaktivität zu Hilflosigkeitserleben und Depression, Passivität und zur Unfähigkeit neue Lernerfahrungen zu machen. Hierdurch geht die Kontrollüberzeugung verloren. Das wiederum wirkt sich ungünstig auf empfundene Krankheitszeichen (Symptome) aus, welche das Wohlbefinden beeinträchtigen.

Unter Alternativmedizin kann, auch wenn keine wissenschaftlich begründbare biologische Wirkung angenommen werden darf, durch Kontrollillusion (kognitive Erklärungen) eine Besserung von Beschwerden und Symptomen auftreten, was das Wohlbefinden fördert. Solche Besserungen beruhen teils auf der subjektiven Wahrnehmung und können mitunter auch objektiv messbar sein. Unterstützt wird der positive Effekt alternativer Methoden auf Wohlbefinden und Kontrollillusion durch die wahrgenommene unspezifische Besserung von Befindlichkeit aufgrund von psychologischen Faktoren wie Placeboeffekte, Rosenthaleffekte bei den Beobachtern, z. B. Ärzten oder Angehörigen, durch Kontrollüberzeugungen, durch verhaltensökonomische Aspekte („So etwas Teures kann nicht schlecht sein!") und durch falsche Kausalattribuierung („Ich erleide deshalb seit 6 Monaten keinen Schub, weil ich immer die Vitamine einnehme!").

Wenn Ärzte nun den Patienten die Alternativtherapie versuchen auszureden, dann kommt es häufig zur Reaktanz, d. h. der Patient nimmt erst Recht die Alternativtherapie und wird womöglich ärgerlich gegenüber dem Arzt reagieren. Mit der Reaktanz vermeidet der Patient den Verlust von Kontrollüberzeugung (Kontrollillusion) und verhindert damit Hilflosigkeitserleben [6].

Nicht nur beim Menschen wirkt sich Kontrollüberzeugung positiv auf das Wohlbefinden aus. Bei Affen hat man untersucht, ob sie mehr unter Stress stehen, wenn sie experimentell verabreichte Stromstärke durch Tastendruck kontrollieren können oder wenn diese Stromschläge zufällig und unbeeinflussbar durch den Affen kommen. Tatsächlich wirkten die Affen, die Stromschläge beeinflussen konnten, hektisch und im Dauerstress, da sie ständig damit beschäftigt waren, die Taste zu drücken; objektiv litten sie aber weniger unter Stress und Stressfolgen als diejenigen, die ihrem Schicksal regellos und unbeeinflussbar ergeben waren.

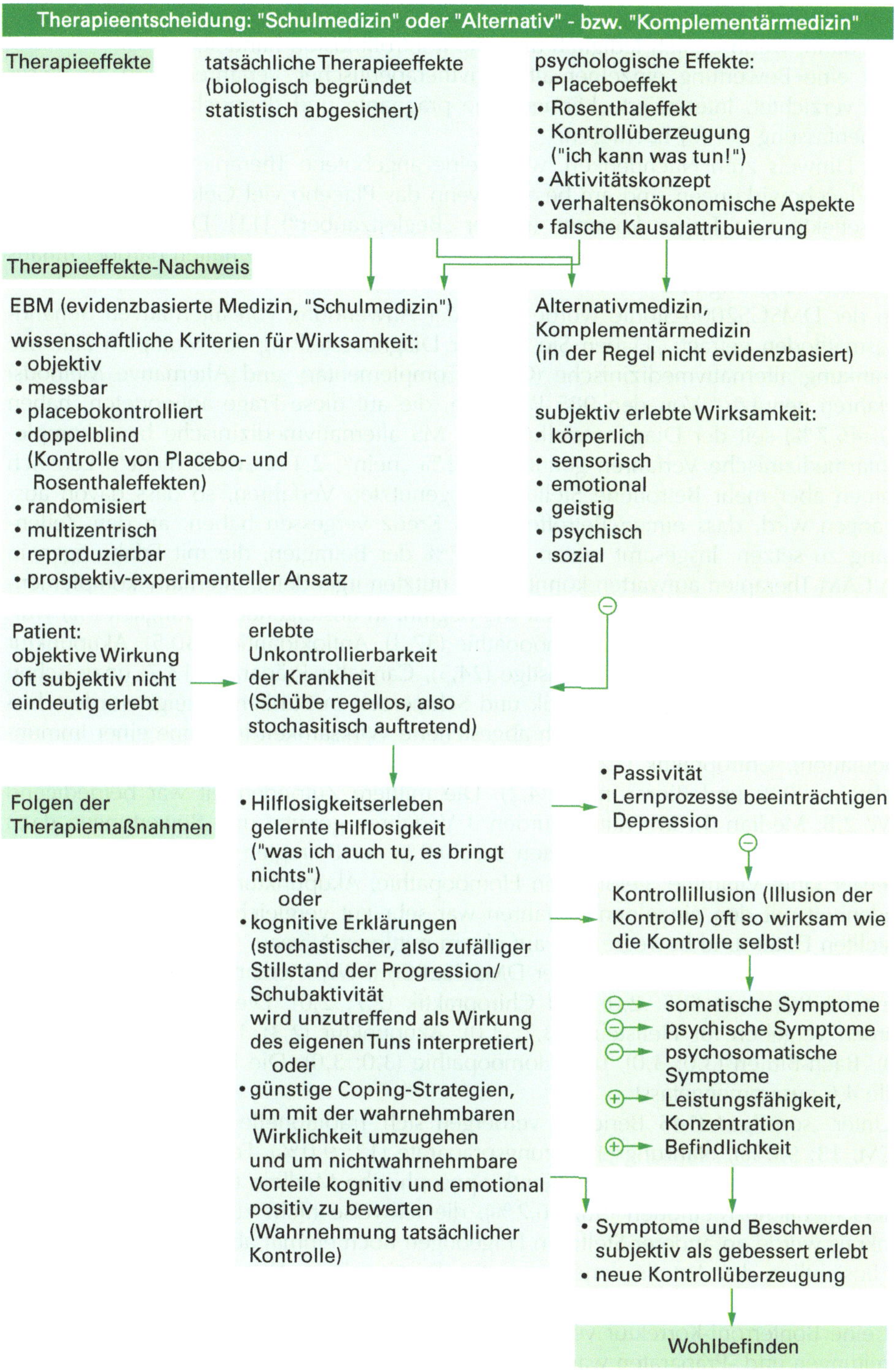

Abb. 4.6: Algorithmus zur Erklärung der Entscheidung für alternative Heilmethoden.

Kontrollüberzeugung führt also zum Stressabbau und damit zu Wohlbefinden, selbst dann, wenn es sich lediglich um eine Kontrollillusion handelt.

Auf eine Bewertung einzelner alternativtherapeutischer Verfahren wird an dieser Stelle verzichtet. Interessierte können eine prägnante und dennoch umfassende Zusammenfassung bei [6] nachlesen.

Ein Hinweis zum Nachdenken, wenn eine angebotene Therapie viel Geld kosten soll: Placebowirkungen sind am besten, wenn das Placebo viel Geld kostet und Bahnungseffekte zum Tragen kommen (großer „Begleitzauber“) [11]. Dafür entsteht mitunter ein finanzieller Schaden beim Betroffenen. Placeboeffekte halten darüber hinaus nur selten langfristig an.

In der DMSGS2006-Studie wurde nach der Anwendung von alternativen Behandlungsmethoden gefragt: „Haben Sie seit der Diagnosestellung der Multiplen Sklerose Erkrankung alternativmedizinische (CAM, Complementary and Alternative Methods) Verfahren genutzt?“ Von den 985 Patienten, die auf diese Frage antworteten, haben 460 (46,7 %) seit der Diagnosestellung der MS alternativmedizinische bzw. komplementärmedizinische Verfahren genutzt (51,2 % „nein“, 2,1 % „weiß nicht“). Letztlich nahmen aber mehr Betroffene Stellung zu genutzten Verfahren, so dass davon ausgegangen wird, dass einige Betroffene das Kreuz vergessen haben, an den Zeilenanfang zu setzen. Insgesamt waren es 53,7 % der Befragten, die mit Erfahrungen in den CAM-Therapien aufwarten konnten. Sie nutzten irgendeine alternativ-komplementäre Methode (CAM) irgendwann seit MS-Beginn. In absteigender Häufigkeit (%) wurden genutzt: Vitamine (62,0), Homöopathie (37,3), Antioxidantien (30,5), Akupunktur (29,3), spezielle Diäten (27,2), sonstige (24,5), Cannabis-Präparate (13,7) (inzwischen ist deren Wirksamkeit gegen Spastik und Schmerzen in Studien gezeigt worden; bislang jedoch keine schulmedizinisch abgesicherte Wirksamkeit im Sinne einer Immunmodulation), Chiropraktik (12,2), Schwermetallausleitung (11,4), Bach-Blüten (11,3), Heilsteine (9,2) und Bioresonanz (4,2). Die mittlere Zufriedenheit war befriedigend (MW 2,8; Median 3). Im Mittel wurden 3 Verfahren genutzt und Bewertungen dazu angegeben. In der NRW2004 nutzten ca. 50,9 % der Befragten alternative Therapien, in erster Linie Vitamine, gefolgt von Homöopathie, Akupunktur und Diäten. Die Zufriedenheit mit den einzelnen Verfahren war sehr gut vergleichbar mit den hier vorgestellten Daten und bewegte sich auf einem mittleren Niveau.

Die besten Noten erzielten in der DMSGS2006 (MW; Median) ‚Sonstige‘ (2,0; 2,0), Cannabis-Präparate (2,5; 2,0) und Chiropraktik (2,7; 2,0). Die schlechtesten Noten wurden vergeben für Heilsteine (3,7; 3,0), Akupunktur (2,3; 3,0), Bioresonanz (3,1; 3,0), Bach-Blüten (3,0; 3,0), und Homöopathie (3,0; 3,0). Die Ergebnisse sind in Tabelle 4.6 zusammengefasst.

Unter „sonstige“ (145 Berichte) verbergen sich Traditionelle Chinesische Medizin (TCM, 13; 9,0 %), Nahrungsergänzungspräparate (13; 9,0 %), Feldenkrais (12; 8,3 %), Entspannungstechniken (6; 4,1 %), anthroposophische Medizin (5; 3,4 %) und weitere unterschiedliche Methoden (96; 66,2 %), die teilweise nicht zuordenbar waren. Feldenkrais wurde an anderer Stelle im Fragebogen noch einmal abgefragt.

Hinsichtlich des Anteils derjenigen, die die einzelnen Alternativtherapien nutzten ergaben sich keine signifikanten Geschlechtsunterschiede, und zwar auch, wenn man auf eine Bonferroni-Korrektur verzichtet. Lediglich die Anwendung von Cannabis-Zubereitungen und -Präparaten war hoch signifikant häufiger bei Männern als bei Frauen (31 von 122, also 25,4 % der Männer im Vergleich zu 45 von 445, also 10,1 % der

Tabelle 4.6: Alternative Therapiemethoden und die Zufriedenheit damit (Noten). Cannabispräparate haben inzwischen eine in Studien bestätigte Wirksamkeit gegen Schmerzen und Spastik, weiterhin aber keine schulmedizinische Wirksamkeitsnachweise im Sinne eines günstigen, krankheitsbeeinflussenden Effekts bei MS.

	DMSGS2006					NRW2004	
	n	Anzahl	Anteil (%)	Note (MW)	Note (Median)	Anteil (%)	Note (MW)
Sonstiges	502	123	24,5	2,0	2,0	12,6	2,4
Cannabis-Präparate[a)]	584	80	13,7	2,5	2,0	n.a.	n.a.
Chiropraktik	575	70	12,2	2,7	2,0	7,0	2,6
Vitamine	613	380	62,0	2,8	3,0	37,9	2,7
Antioxidantien	587	179	30,5	2,8	3,0	12,6	2,7
Spezielle Diäten	588	160	27,2	2,9	3,0	16,4	3,1
Schwermetallausleitung	533	61	11,4	2,9	3,0	8,2	2,9
Homöopathie	603	225	37,3	3,0	3,0	23,2	3,1
Bach-Blüten	576	65	11,3	3,0	3,0	7,8	3,1
Bioresonanz	571	24	4,2	3,1	3,0	3,7	3,1
Akupunktur	588	172	29,3	3,2	3,0	18,7	3,2
Heilsteine	578	53	9,2	3,7	3,0	2,8	3,4
Mittlere Zufriedenheit		**545**		**2,8**	**3,0**		

[a)] Wirksamkeit gegen Schmerzen und Spastik inzwischen in Doppelblindstudien bestätigt.

Frauen; p = 3,8E-5). Alle genannten Therapien wurden also etwas gleich häufig bei Frauen wie bei Männern angewandt, mit Ausnahme der Cannabis-Anwendung. Die Zufriedenheit mit den angewandten Alternativmethoden zeigte keinen signifikanten Geschlechtsunterschied, selbst unter liberalen Bedingungen (unter Verzicht auf die Bonferroni-Korrektur).

Die Zufriedenheit mit alternativen Heilmethoden wurde umfangreichen Korrelationsanalysen unterzogen. Zusammenhänge mit folgenden Variablen wurden dabei untersucht: Mittlere Zufriedenheit über alle Lebensbereiche, mittlere Zufriedenheit mit Institutionen, mittlere Zufriedenheit mit Informationsquellen, mittlere Zufriedenheit mit jemandem zu reden, Zufriedenheit mit dem gesamten Leben, Zufriedenheit mit den Ärzten, Zufriedenheit mit der Gesundheit, Zufriedenheit insgesamt, Zufriedenheit allgemein mit der Gesundheit, Zufriedenheit mit dem Neurologen. Ferner Lebensqualitätsgrößen (HRQoL): prädizierter SF-36-Score, SF-36-Summenscore, Depressionsscore (DMSGS1996), EQ5D-VAS und EQ5D-Index. Aus der MSQOL-54 außerdem: MHCS (mentale Lebensqualität), PHCS (körperliche Lebensqualität), gesamte Lebensqualität, Zufriedenheit mit dem Sexualleben, Gesundheitsänderung, sexuelle Funktionen, Gesundheitsorientierung, kognitive Funktionen, soziale Funktionen, allgemeine Gesundheit, Vitalität, psychisches Wohlbefinden, Schmerzen, emotionale Rollen, Körperrollen und Körperfunktionen.

Bei dieser Vielzahl von Korrelationsanalysen musste eine Alpha-Fehlerkorrektur, wie unter *Die Berliner DMSG-Studie 2006: Planung und Durchführung* beschrieben, angewandt werden. Es wurden hier demnach nur Zusammenhänge dargestellt, welche sowohl einen p-Wert von unter 0,0005 als auch einen Korrelationskoeffizienten von über 0,40 beinhalteten. In diesem Sinne gab es keinen Zusammenhang zwischen mittlerer Zufriedenheit mit alternativen Methoden und den vielen, eben genannten Variablen. Keine bedeutsamen Zusammenhänge fanden sich auch zwischen der Zufriedenheit mit Akupunktur, mit Vitaminen, mit Homöopathie, mit Bachblüten, mit Bioresonanz, mit Antioxidantien, mit Chiropraktik, mit Diäten, mit Cannabis, mit Schwermetallausleitung sowie mit sonstigen CAM-Verfahren und den oben genannten Variablen. Einzig gab es den Kriterien entsprechend einen gerade eben zutreffenden Zusammenhang zwischen geringer Zufriedenheit mit Heilsteinen und unvorteilhafter Gesundheitsänderung (MSQOL-54). Welche der beiden Größen nun Ursache oder Wirkung ist, lässt sich daraus nicht herleiten. Zusammenfassend scheint die Zufriedenheit mit CAM wenig mit den Zufriedenheiten in anderen Bereichen und HRQoL zusammen zu hängen.

Der theoretischen Einleitung dieses Kapitels zufolge müsste es einen Zusammenhang zwischen der Zufriedenheit mit CAM und Kontrollüberzeugungen geben. Dieser Frage sind wir nachgegangen. Tatsächlich schienen mit wenig Kontrollüberzeugungen ausgestattete Personen weniger zufrieden mit „sonstige CAM-Verfahren" und mit „Diäten" zu sein; der Zusammenhang verfehlte jeweils jedoch knapp die Kriterien für relevante und signifikante Effekte (Korrelationskoeffizienten zwischen 0,35 und 0,38; p jeweils kleiner als 1E-4).

4.3 Versorgung von MS-Patienten und weitere Therapieaspekte

Uns interessierte, wie viele MS-Kranke noch keine stationäre Therapie wegen ihrer MS hatten. Dazu stellten wir die Frage: „Wurden Sie aufgrund Ihrer MS bereits in Krankenhäusern, abgesehen von Rehabilitationskliniken und Kurkliniken, stationär behandelt?" Verneint wurde die Frage von 175 (17,6%) der Betroffenen (992), während 811 (81,8%) die Frage bejahten und 6 (0,6%) „weiß nicht" angaben. Das bedeutet, dass die Diagnose bei fast 20% nichtstationär gestellt wurde, also ambulant. Tatsächlich wird in den Praxen des MS-Arbeitskreises in Berlin (ca. 30 Praxen als Mitglieder) die Diagnose MS routinemäßig ambulant gestellt, was unter anderem ambulante Lumbalpunktionen und andere diagnostische Maßnahmen, aber auch intravenöse Schubtherapien mit Glucokortikoiden mit einschließt.

Die Krankheitsdauer bei denen, die noch nie stationär wegen der MS behandelt wurden, war mit einem Mittelwert von 15,3 (SD 7,4, $n = 798$) Jahren signifikant ($p < 0{,}001$) kürzer als die restlichen Befragten (18,3 Jahre, SD 8,4). Etwa 58% der Befragten mit Krankenhausaufenthalten wegen MS waren 1 bis 3mal in einem Krankenhaus, die anderen öfter. Die Häufigkeit der Krankenhausaufenthalte korrelierte signifikant mit den körperlichen Beschwerden zum Befragungszeitpunkt (F1-körperlich), $r = 0{,}28$ ($p = 4E\text{-}14$). Eine schwächere, aber signifikante Korrelation ergab sich zwischen Häufigkeit der Krankenhausaufenthalte mit einer schlechteren physischen Lebensqualität PHCS, nicht aber mit der mentalen MHCS aus der MSQOL-54 mit $r = -0{,}18$ ($p = 4E\text{-}6$).

Auf die Frage „Wie oft hatten Sie im letzten Quartal Physiotherapie/Krankengymnastik?" antworteten 1002 Betroffene; 365 (36,4%) gaben an, überhaupt keine Physiotherapie zu bekommen. Zwei Drittel erhielten demnach Physiotherapie: 62 (6,2%) 1 bis 3mal im Quartal, 27 (2,7%) 4–6mal, 32 (3,2%) 7–9mal, 107 (10,7%) 10–12mal und 409 (40,8%) mehr als 12mal. Die Häufigkeit der Verordnung stand dabei im engen Zusammenhang (r zwischen 0,38 und 0,46; p jeweils <0,0005) mit F1-körperlich, EDSS und Rollstuhlabhängigkeit, aber auch mit dem PHCS der MSQOL-54. Je schwerer ein MS-Kranker behindert, desto mehr Physiotherapie erhielt er. Die Zufriedenheit mit der Physiotherapie war gut (MW 1,9; Median 2,0; 43,8 % mit Note 1 und 36,0 % mit Note 2).

Psychotherapie erhielten seit der MS-Diagnosestellung 315 Betroffene (31,5 %) mit dem Erleben, dass sie hilfreich war, weitere 80 (8,0 %) erhielten Psychotherapie seit der MS und erlebten diese als wenig hilfreich. Weitere 237 (23,7 %) haben kein Interesse an Psychotherapie, 86 (8,6 %) erhielten noch keine Psychotherapie, hätten jedoch Interesse. Weitere 283 (28,3 %) haben noch nie Psychotherapie seit der MS-Diagnose angeboten bekommen.

Knapp die Hälfte der Befragten (476 Betroffene; 49,3 %) hatten bisher keine stationäre Reha-Behandlung. Die meisten davon (423; 30,5 %) hatten bislang keine angeboten bekommen. Der Minderheit (53; 5,2 %) wurde eine Reha zwar angeboten, diese wurde jedoch nicht in Anspruch genommen. Weitere 270 MS-Kranke (28,0 %) hatten einmal bislang eine stationäre Rehamaßnahme. Weitere 219 Betroffene (22,7 %) hatten mehrmals eine Reha-Maßnahme. Der Mittelwert lag bei 1,2 Reha-Maßnahmen pro Befragten (n = 965). Bei stationären, aber auch bei ambulanten Reha-Maßnahmen werden 10 Euro tägliche Zuzahlung fällig – ohne zeitliche Begrenzung; 93 (9,4 %) der Betroffenen würde dieser Umstand davon abhalten, einen Antrag auf Reha zu stellen, 893 (90,6 %) der Betroffenen nicht.

Bei der Frage„Wer behandelt Sie wegen der MS?“ sollten Betroffene alle Ärzte (Therapeuten) nennen, die bei der MS-Behandlung mitwirkten. Prozentangaben müssen in Relation zu den Anzahlen gültiger Antworten bei den entsprechenden Fragen gesehen werden; die Prozentangaben in Tabelle 4.7 überschätzen daher möglicherweise etwas die Konsultationen der Therapeuten. Unter sonstige niedergelassene Ärzte gaben die Befragten neben den schon bezeichneten Fachrichtungen (17 Angaben: Neurologen, Internisten, Allgemeinmediziner) zusätzlich Gynäkologen (12), Alternativmediziner (11), HNO-Ärzte (4), Psychotherapeuten (3), Onkologen (2) sowie ‚andere‘ (7) an. In NRW (NRW2004) ließen sich weniger Betroffene von Neurologen behandeln, von Krankenhausärzten, von Krankengymnasten, von Augenärzten, Urologen, Ortho-

Tabelle 4.7: Wer behandelt die Befragten wegen der MS? Zum Vergleich sind die NRW2004-Daten in der letzten Spalte mit aufgenommen worden.

	ja	nein	weiß nicht	n	Anteil (ja%)	NRW2004 (ja%)
Neurologe (niedergelassen)	918	36	2	956	96,0	83,6
Krankengymnast/Physiotherapeut	523	191	0	714	73,2	55,7
Hausarzt/Allgemeinarzt/praktischer Arzt	358	314	5	677	52,9	56,0
Augenarzt (niedergelassen)	314	293	2	609	51,6	31,0
Krankenhausärzte	293	284	3	580	50,5	26,1
Urologe (niedergelassen)	263	319	1	583	45,1	25,4
Orthopäde (niedergelassen)	113	416	2	531	21,3	10,7
Internist (niedergelassen)	99	428	1	528	18,8	13,3
Heilpraktiker	82	432	0	514	16,0	8,3
Sonstige niedergelassene Ärzte	46	442	4	492	9,3	4,6

päden, Heilpraktiker, Internisten und sonstigen Ärzten, wenn es um die MS ging, geringfügig mehr konsultierten sie jedoch den Hausarzt. In Sachsen (Sachsen2003 lieferte nicht ganz so umfangreiche Daten) konsultierten ähnlich wie in Berlin 91 % die Neurologen, 34 % die Urologen 42 % die Augenärzte, aber nur 16 % die Krankenhausärzte. In mehr ländlich geprägten Regionen werden also seltener Krankenhausärzte konsultiert und überhaupt weniger Ärzte der verschiedenen Fachrichtungen aufgesucht als in Berlin. Dies hat wahrscheinlich etwas zu tun mit der geringeren lokalen Verfügbarkeit von Niedergelassenen und stationär-ambulanten Einrichtungen.

Als nächstes wurde nach der Anzahl der Arztbesuche im letzten Jahr vor der Befragung gefragt. Hierzu machten 996 MS-Betroffene Angaben: 13 (1,3 %) gaben „überhaupt nicht" an, 120 (12,0 %) „ein- bis dreimal", 244 (24,5 %) „vier- bis sechsmal", 172 (17,3 %) „sieben- bis neunmal", 166 (16,7 %) „zehn- bis 12mal" und 281 (28,2 %) „mehr als 12mal". In der NRW2004-Befragung gaben vergleichbare 30,4 % an, mehr als 12mal Ärzte zu konsultieren. In Sachsen2003 war die Zahl ebenfalls vergleichbar; 56 % gaben an, mehr als 10mal Ärzte zu konsultieren (DMSGS: 28,2 % + 30,4 % = 58,6 %). Offensichtlich ist die Zahl der Arztbesuche in ländlichen Regionen gleich der in Großstädten, allerdings variiert die Fachrichtung. Es gibt also Unterschiede, welcher Arzt aufgesucht wird.

In diesem Zusammenhang war die Frage interessant, welcher Fachrichtung die Ärzte überwiegend angehören, die hauptsächlich die MS-Krankkheit der Betroffenen behandeln. Von den 997 Befragten gaben 65 (6,5 %) an, es sei der Hausarzt, 836 (83,9 %) es sei der Neurologe, 71 (7,1 %) es sei der Krankenhausarzt und 25 (2,5 %) es seien Vertreter einer anderen Fachrichtung, die sich hauptsächlich um die MS-Belange kümmerten. Hier müssen jedoch Krankenhausärzte und Neurologen zusammen gerechnet werden, da es sich in der Regel auch bei den Erstgenannten um Neurologen handelt, so dass in Berlin 91,0 % in adäquater fachärztlicher Hauptbetreuung hinsichtlich der MS befinden. In der DMSGS1996 waren es nur 83,7 % mit regelmäßiger neurologischer Betreuung. Der Schwerpunkt der MS-Versorgung liegt auch im Ballungszentrum Berlin im niedergelassenen Bereich; nur 7,1 % haben Krankenhausärzte als Hauptärzte in der MS-Betreuung. Im Ländlichen können adäquate Fachärzte offenbar weniger häufig aufgesucht werden. Hier stellt sich die Frage, ob es eine sinnvolle Idee ist, die Gesundheitsversorgung auf Gesundheitszentren zu fokussieren und dafür ein breites flächendeckendes Facharztsystem (durch Niedergelassene) zu zerschlagen.

Es konnten bei dieser Frage auch „andere Fachrichtungen" angegeben werden (42 Nennungen). Neben bereits abgefragten Kollegen aus Innere Medizin, Augenheilkunde und Urologie/Gynäkologie (14 Angaben) gaben 11 MS-Kranke an, der Hauptarzt für MS sei ein Alternativmediziner. Die Autoren hätten hier eine größere Zahl vermutet.

Die nun folgenden Fragen beschäftigen sich mit der Zufriedenheit Betroffener mit der ärztlichen Betreuung. Die erste Frage hierzu lautete: „Wenn Ihnen aus Fachkreisen ein ‚guter Arzt für Multiple Sklerose' in Berlin empfohlen werden würde, würden Sie dann Ihren Arzt wechseln?" Tabelle 4.8 zeigt die Ergebnisse. Ein Viertel (24,7 %) würde wechseln, fast die Hälfte (46,2 %) nicht und 29,1 % blieben unschlüssig. Daraus kann man schließen, dass Ein Viertel nur bedingt zufrieden, unzufrieden oder zufrieden, jedoch offen für Alternativen ist. Der Anteil von Arztwechslern bei dieser Frage war in NRW und Sachsen höher: Wechseln (NRW 2004: 33,6 %; Sachsen2003: 40 %), unschlüssig (NRW2004: 28,1 %), Bleiben (NRW2004: 38,3 %). Dies kann vor-

Tabelle 4.8: Wenn Ihnen aus Fachkreisen ein „guter Arzt für Multiple Sklerose" in Berlin empfohlen werden würde, würden Sie dann Ihren Arzt wechseln? Ergebnisse der Befragung.

Arztwechsel	ja	nein	weiß nicht	gesamt
Anzahl	246	461	290	997
Anteil (%)	24,7	46,2	29,1	100,0

sichtig so interpretiert werden, dass einerseits eine größere Zufriedenheit mit Neurologen in Berlin im Vergleich mit ländlichen Regionen besteht, andererseits aber auch dass in ländlichen Regionen überhaupt ein Mangel an Neurologen herrscht, so dass man dankbar eine neue Adresse ausprobiert.

Bei der nächsten Frage, „wie zufrieden sind Sie mit Ihrer ärztlichen Behandlung?", sollten die Befragten Skalenwerte von 1 (sehr unzufrieden) bis 7 (sehr zufrieden) vergeben zur Beurteilung ihrer Zufriedenheit mit der ärztlichen Betreuung. Die Zufriedenheit war sehr gut bis gut, umgerechnet auf Noten (Tabelle 4.9). Die Zufriedenheit war nun in NRW2004 mit einem Mittelwert 2,4 (SD 1,17) geringfügig besser, so dass sich kein konsistentes Bild ergibt, dass MS-Patienten in Berlin zufriedener mit ihrer ärztlichen Behandlung zu sein schienen, verglichen mit NRW. Die Ausreißer (Noten 5 und 6) ziehen den Mittelwert in Richtung Note 3, was sich daran zeigt, dass der ausreißerrobuste Median zwischen Note 1 und 2 liegt, die Mehrheit der MS-Betroffenen also in Berlin sehr zufrieden und zufrieden mit der ärztlichen Behandlung ist. Wenige sind dafür aber sehr unzufrieden. Dies spricht für eine inhomogene Versorgungssituation oder für sehr unterschiedliche Wahrnehmung auf Seiten der Patienten. An anderer Stelle (Gesundheitsinstitutionen) wurde die Frage nach Zufriedenheit mit der ärztlichen Versorgung etwas spezifiziert und getrennt nach Zufriedenheit mit dem Hausarzt und mit dem Neurologen noch einmal gestellt; dort wurden Neurologen mit (MW 2,2; Median 2,0) und Hausärzte mit (MW 2,7; Median 2,0) bewertet, was kon-

Tabelle 4.9: Zufriedenheit mit der ärztlichen Behandlung; n = 990, 1 = sehr unzufrieden (Note 6), 7 = sehr zufrieden (Note 1).

	Skalenwert	**Note**	Anzahl	Anteil (%)
Verteilung auf der Zufriedenheits- [7; 1] und Notenskala [1; 6]	7	1,0	243	24,5
	6	1,8	254	25,7
	5	2,7	123	12,4
	4	3,5	139	14,0
	3	4,3	73	7,4
	2	5,2	89	9,0
	1	6,0	69	7,0
MW	4,9	**2,7**		
Median	6,0	**1,8**		
25 %-Perzentile	4,0	**1,8**		
75 %-Perzentile	6,0	**3,5**		
Skalenwert 6–7, Anteil (%)		**etwa 1 bis 2**	497	**50,2**

sistent mit den Ergebnissen an dieser Stelle war. Bei der DMSGS1996 wurde der Hausarzt besser benotet (MW 1,8; Median 2,0) und der Neurologe ungefähr gleich (MW 2,3; Median 2,0). Möglicherweise hat der Verlust an Zufriedenheit mit dem Hausarzt innerhalb der letzten 10 Jahre seinen Grund in gesundheitspolitischen Veränderungen, darüber kann jedoch in alleiniger Kenntnis dieser Daten nur spekuliert werden.

Untersucht man den Anteil von Befragten, die Zufriedenheitsskalenwerte von 6 und 7 (Noten 1 und 2, sehr zufrieden) vergaben in Abhängigkeit von der Fachspezifikation des Arztes, der die Hauptbetreuung der MS übernimmt, so war die Zufriedenheit am niedrigsten, wenn der Hausarzt der MS-Hauptarzt war (44 % vergaben 6 und 7 Zufriedenheitspunkte) und am höchsten, wenn eine „sonstige Fachrichtung" die Hauptbetreuung übernahm (56 %), niedergelassene Neurologen und Krankenhausärzte lagen mit 50 % und 53 % dazwischen.

„Wenn Ihnen aus Fachkreisen ein ‚gutes Pflegeheim für MS' in Berlin empfohlen werden würde, würden Sie dann Ihren Arzt wechseln?" wurde von 49 (5,2 %) der 941 auf die Frage antwortenden Studienbeteiligten mit ja beantwortet, 621 mit nein und 271 mit „weiß nicht". Für die meisten dürfte demnach diese Frage nicht mit dem aktuellen Leben der Betroffenen relevant gewesen sein, da eine Heimunterbringung unter den Befragten sehr selten war (0,5 %). Die Arztwechsler auf Empfehlung waren bei den niedergelassenen Neurologen am seltensten (23 %), bei den Hausärzten am häufigsten (38 %), bei Krankenhausärzten und sonstigen Fachrichtungen lag die Häufigkeit dazwischen (27 % und 24 %).

Die Hälfte (50,1 %) der Befragten besaßen Hilfsmittel wegen der Multiplen Sklerose (n = 987). Von den 987 gültigen Fällen gaben 87 Personen (8,8 %) Rollator, 189 (19,1 %) mechanischer Rollstuhl, 108 (10,9 %) elektrischer Rollstuhl, 157 (15,9 %) Gehhilfen und 227 (23,0 %) „andere" an. Darunter waren vor allem alle möglichen Gehhilfen zu verstehen (auch Gehstöcke, Gehrad, Gehbock, Unterarmgehstützen, insgesamt 169), der Rest der Angaben verteilte sich auf Toilettensitzerhöhung, Sitzerhöhungen, Duschstuhl, Badewannensitz, mechanischer Greifarm, Badewannenlift, Treppenlift, Pflegebett, Hilfsgriffe, Bettlifter, Stehtisch, Stehpult, Bewegungstrainer, MotoMed, spezielle Sehhilfen, Einmalkatheter und spezielle KfZ-Umbauten.

5 Lebensqualität und Zufriedenheit bei MS

In diesem Kapitel werden wichtige Zusammenhänge aus der Literatur dargestellt und diskutiert. Anschließend werden in diesem Kontext die Ergebnisse der vorliegenden Studie (DMSGS2006) vorgestellt.

Der EDSS war lange Zeit die einzige standardisierte Skala, welche für Therapiestudien verwendet wurde. Sie basiert auf einer genau festgelegten neurologischen Untersuchung nach MS-charakteristischen neurologischen Zeichen und Ausfällen und misst damit vor allem Impairment (neurologische Ausfälle; neurologische Zeichen), kaum jedoch Disability (Fähigkeits- und Fertigkeitsstörungen) abgesehen von der Gehstrecken-Aufgabe. Erst Recht misst sie nicht Handicap (Behinderung, also Beeinträchtigung unter Alltagsbedingungen im psychosozialen und umweltbezogenen Kontext), deshalb sind Lebensqualitätsmessungen (so genannte QoL-Measures) bessere Outcome-Maße, da sie vor allem Daten aus der Patientenperspektive liefern.

5.1 Glück, Wohlbefinden, Zufriedenheit und Lebensqualität allgemein

In diesem Kapitel werden Grundlagen der Glücksforschung, der Neurobiologie und der Lebensqualitäts- und Versorgungsforschung skizziert. Dabei fassen wir die Literatur zu diesem Thema zusammen.

Glück ist das Gefühl, das man hat, wenn etwas „besser als erwartet" ist oder wenn etwas „unerwartet oft besser als erwartet" ist oder auch wenn man das Vermögen besitzt, „besser als erwartet gut und oft wahrnehmen" zu können. Glück ist dabei nicht Mittel zum Zweck, sondern Glück ist das ultimative Ziel [1]. Interessant ist, dass der Glücksbegriff auch ein entscheidender Teil der amerikanischen Verfassung ist. Nicht das Glück selbst sondern das Streben von Glück wird als Grundrecht formuliert. Nach Glück streben darf jeder, keiner darf daran gehindert werden. Zugreifen muss jeder aber selbst. Das Letztere zu können ist teilweise von der Persönlichkeit und vom Temperament abhängig und damit teilweise genetisch determiniert.

Die englische Sprache hat im Gegensatz zum Deutschen zwei Begriffe für Glück. ‚To be lucky': Glück haben, im Sinne von günstiger Zufall, z. B. Lottogewinn. ‚To be happy': glücklich sein, im Sinne von Glücksgefühle empfinden, anhaltend, grundsätzlich. Beiden Begriffen gemeinsam ist jedoch das Prinzip „besser als erwartet" [1].

Eine Differenzierung zwischen den Begriffen Glück, Lebensqualität, Wohlbefinden und Zufriedenheit ist nicht eindeutig möglich [2]. Insbesondere mangelt es an allgemeingültigen und für alle Wissenschaftler akzeptierten Definitionen. Überwiegend werden die Begriffe mehr kompliziert be- und umschrieben als definiert oder eindeutig charakterisiert.

Als generelles (anhaltendes) Glück wird die positive Bewertung des ganzen bisherigen eigenen Lebens auf der Basis unserer eigenen Wertmaßstäbe beschrieben. Die Wertmaßstäbe sind soziokulturell geprägt und gelernt. Glückserleben ist daher unserer eigenen Kontrolle zugänglich. Die Bewertung beinhaltet emotionale und kognitive Dimensionen [3]. Dass Glückserleben sehr viel mit dem emotionalen Erleben und dem soziokulturellen Hintergrund zu tun hat und nicht unbedingt immer mit unseren westlichen Wertmaßstäben kompatibel zu sein braucht, zeigt ein kürzlich erschienener Zeitungsartikel in Der Tagesspiegel [4]. Im Königreich Bhutan gibt es die sonst übliche Wirtschaftsgröße Bruttosozialprodukt in der uns geläufigen Form nicht. Das Bruttosozialglück regiert stattdessen als wesentliche Wirtschaftsgröße im Land Bhutan. Möglichst vielen soll es so gut wie möglich gehen, es handelt sich also um eine gesamtgesellschaftliche Glücksmaximierung die sich der König von Bhutan zum Ziel gesetzt hat, nicht um eine monetäre Maximierung [5]. Tatsächlich ist Bhutan eines der ärmsten Länder der Erde und dennoch eines der glücklichsten. Es gibt jedoch eine kleine bittere Träne: Die Menschen von Bhutan behandeln ihre Ausländer schlecht. Vielleicht ist es bald zu Ende mit dem Glück, wenn sich das Land zunehmend nach außen öffnet und durch Fernsehen und durch andere Medien ganz neue Bedürfnisse geweckt werden, die dann befriedigt werden wollen.

Während das aktuelle Glück gut reproduzierbar, weitgehend objektiv und valide anhand von Fragebögen ermittelt werden kann und letztlich die Summe aller positiven Emotionen minus die Summe aller negativen Emotionen zum aktuellen Zeitpunkt darstellt, ist das aktuell empfundene Glücksgefühl weniger handlungsbestimmend als das retrospektiv empfundene Glück, auch das, was mutmaßlich künftig als retrospektives Glück empfunden werden könnte. Aktuelles Glück ist also gut messbar aber nur begrenzt relevant für künftiges Handeln. Retrospektiv empfundenes Glück wiederum ist schwer messbar, dafür handlungsrelevant. Das retrospektiv empfundene Glück wird verzerrt wahrgenommen und ist nicht einfach der Mittelwert oder die Summe aller Glücksgefühle (minus alle negativen Gefühle) in der beschriebenen Episode, sondern der Mittelwert aus empfundenem Glücksmaximum innerhalb der Episode und empfundenem Glückszustand am Ende der Episode [6]. Auch das ganze bisherige Leben ist als Episode aufzufassen und ist so zu verstehen, wenn von „ganz allgemein Ihr Glücksgefühl im gesamten bisherigen Leben" die Rede ist.

Der Glücksmaximierungsgedanke innerhalb einer Gesellschaft ist das, was der Utilitarismus beschreibt: Maximierung des kollektiven Glücks (Jeder soll so glücklich wie möglich sein; es zählt sozusagen der Mittelwert). Größtmögliches Glück für die größtmögliche Anzahl an Menschen als Prinzip ethischen Handelns; das ist das Gegenteil von Egoismus. Aber: Es besteht trotzdem die Gefahr, dass der Mensch Mittel zum Zweck wird, was ethisch nicht sein darf. Wir spielen einmal ein Beispiel durch, wo klar wird, dass Utilitarismus gut klingt, aber dennoch zu ethischen Problemen führen kann, denn hier kann es unter Umständen passieren, dass manchmal ein Individuum geopfert wird und damit Mittel zum Zweck wird. Möglicherweise wird es aber nie eine ethisch ideale Lösung geben, so lange die Ressourcen, die es zu verteilen gilt, begrenzt sind. Vielleicht ist der Utilitarismus von allen Alternativen immer noch das kleinste Übel.

Angenommen, eine Population (ein klitzekleiner Staat, namens Klitzeklein) bestehe aus n = 100 Leuten, davon n = 4 Leuten, die krank sind, namens A, B, C und D. Alle anderen 96 seien gesund. Der Regierende habe 100 Euro für die Krankenversorgung zur Verfügung. Der Rest der begrenzten Geldmenge des Staates von 200 Euro muss für andere Staatsausgaben reichen. Das Geld soll nun gerecht verteilt werden. Angenommen, das maximale Glück, das einer haben kann, seien 10 Einheiten Lebensqualität, das minimale Glück sei repräsentiert durch 0 Einheiten Lebensqualität (QoL = 0).

Tabelle 5.1: Das Gesamtglück ohne Therapien ist hier 15. Das optimale Gesamtglück, wenn jeder therapiert werden könnte (leider reicht das Geld nicht!) wäre hier 23. Die Kosten wären hierfür 120 Euro, aber es stehen nur 100 Euro zur Verfügung. Reha = Rehabilitationsmaßnahme; OP = Operation.

Patient	Krankheit	Therapieoption	Glück ohne Therapie	Glück mit Therapie	Kosten in Euro für Therapie
A	Diabetes mellitus	Insulin	5	6	10
B	Krebs	Chemotherapie	3	4	60
C	Knochenbruch	OP und Reha	4	8	20
D	90 Jahre, voll hilfsbedürftig	Ganztagspflege	3	5	30

Glück stehe hier für gesundheitsbezogene Lebensqualität. In der Tabelle 5.1 stehen die Gegebenheiten, was Krankheiten, Therapiekosten und Lebensqualitätsveränderung durch die Therapie angeht.

Nach dem ethischen Gefühl (bzw. nach dem moralischen Empfinden), wer sollte behandelt werden, wer sollte auf eine Therapie verzichten müssen? Vielleicht sollte man A, B und C behandeln und D nicht, da er eh nicht mehr lange lebt? So wären zumindest 3 von 4 behandelt. Oder sollte man B und D behandeln, da sie am übelsten dran sind und am meisten leiden? An A und C stirbt man ja schließlich nicht gleich! Der Anwender des Utilitarismus geht alle möglichen Lösungen durch (Tabelle 5.2). Die optimale Lösung, Behandlung von A, C und D, verschafft ein Gesamtglück von 22 Punkten, bei einer Ressourcenersparnis von 40 Euro, was angesichts der Glücksmenge nahe am absoluten Optimum, 23 Punkte, ist. Auch die Kosten pro gewonnenen Glückspunkt sind optimal, da sie ein Minimum darstellen. Paradoxerweise würden hier durch mehr Geldaufwendung Glückspunkte in der Gesamtbetrachtung verloren gehen, so liefert die Lösung, wenn alle 100 Euro ausgegeben würden, also A, B und D behandelt werden würden, nur 19 Glückspunkte. Hier müssten also A, C und D behandelt werden, der Krebspatient B erhält keine Therapie, obwohl er vielleicht jung ist und Kinder hat? Deren Glück müsste dann mitbewertet werden! Und damit stecken wir mitten drin im ethischen Dilemma. In dem extrem einfachen Beispiel werden hier weder solche Begleitumstände beachtet noch das Glück der anderen 96 Einwohner von Klitzeklein. Noch werden Langzeitfolgen und Fernwirkungen [7] der Versorgungsentscheidungen betrachtet. Die bei der optimalen Lösung der Ressourcenverteilung gesparten 40 Euro klingen wie ein Hohn, könnten aber zum Beispiel in die Krebsforschung gesteckt werden und würden dann unter Umständen künftigen Krebspatienten wieder Nutzen bringen.

Tabelle 5.2: Alle möglichen Lösungen für die Ressourcen-Verteilung. Grün unterlegt: Aufgrund der Budget-Überschreitung (100 Euro = Maximum) fallen diese Lösungen aus.

	ABC	ABD	ACD	BCD	ABCD
Kosten	90	100	60	110	120
Gesamtglück aller 4 Patienten unter Berücksichtigung des Therapiestatus	21	19	22	22	23
Geldbilanz (Minus: nicht möglich)	10	0	40	−10	−20

Die hier dargestellte Lösung in dem sehr einfachen Beispiel widerstrebt vielleicht unserem moralischen Empfinden. Aber alle Alternativlösungen des Beispiels würden uns noch mehr schlechte Bauchgefühle bereiten. Utilitarismus (als ethisches Prinzip) ist hier angewandt worden. Es wird sozusagen ein Krebskranker geopfert, damit andere behandelt werden können und noch Geld für Forschung oder Krebsfrüherkennung übrig bleibt, wovon der Krebspatient jedoch nichts mehr hat. Was wäre mit Koma-Patienten, die kein Glückserleben mehr angeben können? Müssten diese dann alle geopfert werden, weil sie ja zum Gesamtglück einer Nation direkt nichts beitragen? Das wäre sehr naiv gedacht. Indirekt tun sie das nämlich doch. Der Stolz der Gesellschaft, auch mit schwierigen Krankheitszuständen zurechtzukommen und keinen Menschen opfern zu müssen, also nach ethischen Grundsätzen jenseits des utilitaristischen Prinzips agieren zu können, dieser Stolz kann gar nicht überschätzt werden. Genauso wenig darf unterschätzt werde, welche Konsequenzen es haben würde, wenn diese ethischen Errungenschaften preisgegeben würden und die gesamte Gesellschaft nach innen und außen einen erheblichen Image-Verlust erleiden würde. Dann würde die Moral in sehr vielen Bereichen zu bröckeln beginnen. Nichts desto Trotz, hier im Beispiel ist maximales Glück für eine größtmögliche Anzahl von Menschen erreicht worden, alle Alternativlösungen wären noch schlechter gewesen.

Untersucht man subjektives Wohlbefinden und Glück in verschiedenen Ländern, so sind die Schweizer die glücklichsten (1999), gefolgt von Dänen und Schweden (1999 bis 2007), während Westdeutsche eher mittlere Rangplätze belegen und Ostdeutsche unwesentlich schlechter dastehen. Die hinteren Ränge sind überwiegend von armen und sehr armen Ländern besetzt, so landete zum Beispiel Bulgarien auf dem letzten Platz in einer Studie, die 41 Länder untersuchte [8]. Selbst dieser schlechteste Rangplatz bedeutete einen Glücksmittelwert der immer noch knapp bei der Skalenmitte lag, die Einwohner Bulgariens also immerhin noch als mittel glücklich zu bezeichnen waren. Daraus ergibt sich eine Regel: Glückselbsteinschätzung neigt eher zur Überschätzung des eigenen Glücks als zur Unterschätzung. Dies fand man auch bei gesunden integrierten Amerikanern in den USA [9].

Die wichtigsten Einflussfaktoren auf die Lebenszufriedenheit stellten in den internationalen/europäischen Studien Familie und Gesundheit dar [8, 10, 11].

Einwohner unterschiedlicher Nationen haben unterschiedliches Empfinden von „Zufriedenheit insgesamt im Leben". Zufriedenheit ist also auch von dem Land abhängig, in dem man lebt. Dabei zeigten sich starke Korrelationen ($r > 0{,}85$) zwischen empfundenem Glück und empfundener Zufriedenheit [11, 10]. Deutschland nimmt dabei innerhalb der Europäischen Länder eine Mittelstellung ein, allerdings in den 8 Jahren zwischen 1999 und 2007 ohne wesentliche Veränderung [8, 10, 11], wobei Bulgarien zu den drei Untersuchungszeitpunkten das Schlusslicht darstellt, was die Zufriedenheit angeht (Abb. 5.1). In den meisten europäischen Ländern von 1999 bis 2007 war kaum eine Änderung der empfundenen Lebenszufriedenheit festzustellen. Diese Form von Zufriedenheit stand im Zusammenhang mit dem Einkommen, allerdings wenn erst einmal eine bestimmte Stufe des Einkommens erreicht wurde, spielt mehr Geld keine große Rolle mehr bei der Steigerung der Lebensqualität. Ob es sich bei diesem „noch mehr Geld macht nicht noch glücklicher"-Effekt tatsächlich nicht einfach nur um einen Deckeneffekt der Glücksmessung (mehr als 10 Punkte geht nicht; wenn man nahe an 10 ist, dann geht die weitere Steigerung immer zäher vo-

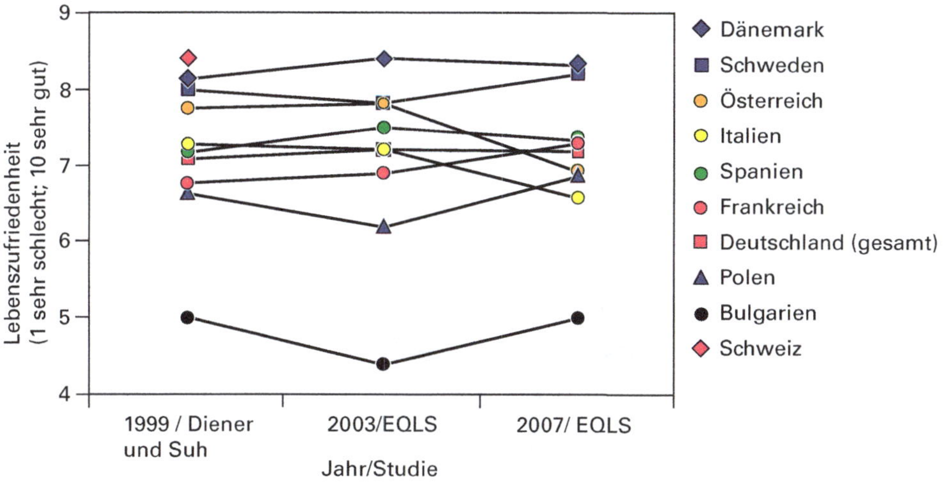

Abb. 5.1: Lebenszufriedenheit in verschiedenen Ländern im Zeitverlauf.

ran) handelt, wird in der Studie nicht erläutert. Aus anderen Quellen weiß man jedoch, dass es sich tatsächlich um echte und nicht nur um statistische (Regression zum Mittelwert) Effekte handeln könnte, denn man weiß schon lange, dass viel Geld einen geringeren empfundenen Wert („Nutzwert“) besitzt als es dem objektiven Wert entsprechen sollte [12]. Wer das nicht glaubt, der kann anhand zweier einfacher Beispiele erfahren, dass es tatsächlich stimmt, dass der subjektive Wert geringer ist als der objektive Wert. Ein Pullover koste im Laden um die Ecke 35 Euro; ein anderer Laden biete diesen Pullover für 15 Euro an, der Weg sei jedoch mit einer S-Bahn-Fahrt von 30 Minuten und einem kleinen Fußweg von 15 Minuten verbunden. Welchen Pullover kaufen Sie? Ein gebrauchtes Fahrrad koste bei Abholung (30 Minuten Weg mit S-Bahn und 15 Minuten Fußweg) 370 Euro und 390 Euro, wenn es einem gebracht wird, man also keinen Weg zu überwinden hat. Wofür entscheiden Sie sich? In beiden Fällen sind 45 Minuten Wegzeit mit 20 Euro verbunden; beim Pullover würde man jedoch eher den preisgünstigeren kaufen während die meisten beim Fahrrad die teurere Variante wählen würden, obwohl der Wert 20 Euro, den man spart bei Inkaufnahme des (identischen) Weges in beiden Beispielen der gleiche ist. Auf der Basis von 15 Euro sind eben 20 Euro subjektiv mehr wert als auf der Basis von 370 Euro. Der subjektive Wert von Geld sinkt also mit steigender Geldmenge. Diese Betrachtung wird wichtig, wenn wir die Auswirkungen von Einkommen und Kosten auf die Lebensqualität in der vorliegenden Studie (DMSGS2006) betrachten. Den Umstand, dass subjektiver Geldwert relativ ist, soll Abb. 5.2 karikieren.

Retrospektiv erinnertes Glück ist die Handlungsgrundlage, die Verhalten induziert. Auch bereits die Erwartung von größerem retrospektivem Glück kann ein Motor für eine Verhaltensänderung sein. Deshalb nehmen wir Mühen des Lernens und der Schule auf uns, damit wir einen besseren Beruf ergreifen können, und irgendwann einmal viel glücklicher sind als jetzt und vor allem als die anderen. Vor allem aber mühen wir uns ab, damit wir irgendwann einmal sagen werden können: „Mein bisheriges Leben, alles in allem, ist sehr erfüllend und glücklich gewesen.“ Gehandelt wird meist nach dem retrospektiv gefühltem Glück, nicht nach dem aktuellen Glück oder

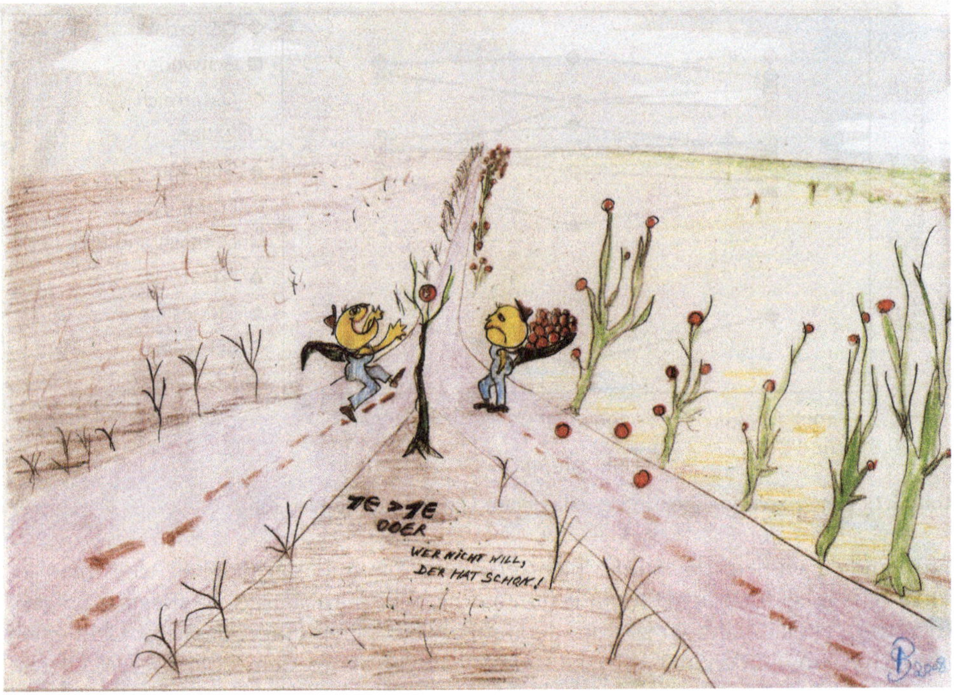

Abb. 5.2: Ein Euro kann mehr oder weniger wert sein, abhängig vom Kontext.

künftig vermutetem Glück. Retrospektiv gefühltes Glück ist nicht die Summe der objektiven Glückserlebnisse. Retrospektiv gefühltes Glück ist der Mittelwert der Intensitäten des maximalen (objektiven) Glückserlebnis und des letzten objektiven Glückserlebnis [1]. Menschen versuchen ihr retrospektives Glück zu maximieren, nicht ihr objektives (aktuell gemessenes) Glück! So sagen schon die Sprüche „Wenn es am schönsten ist, soll man aufhören“ (Volksmund) und „Oh verweile doch du Augenblick, denn du bist so schön“ (Goethe).

Wer ist glücklicher, der Gewinner einer Silbermedaille oder der Gewinner einer Bronzemedaille? Der Gewinner einer Bronzemedaille! Warum? Weil die Referenz die Nicht-Gewinner sind, während Gewinner der Silbemedaille sich mit Gewinnern der Goldmedaille vergleichen (Kontrasteffekte wirken hier auf unterschiedliche Referenzen) [13]. Die Referenz entscheidet, ob ein Bahnungseffekt oder ein Kontrasteffekt auftritt. Bei Zeitverläufen gilt analog: „Jetzt“ bahnt „Jetzt„ und „Jetzt“ kontrastiert „Vergangenheit„ [14].

Ein weiteres Beispiel zu Kontrasteffekten [1]:

Ein Angestellter verlangt vom Chef: „Ich will mehr Gehalt“

Chef: „Wieso sind Sie mit 100 000 Euro jährlich nicht zufrieden? Wie viel dachten Sie denn, dass Sie bei Ihrem Job verdienen?„

Angestellter: „ich habe mit etwa 60 000 gerechnet.“

Chef: „Na dann sind Sie doch mit 100 000 mehr als gut bedient!„

Angestellter: „Nun ja, aber mein Kollege bekommt 110 000 im Jahr und arbeitet im Prinzip das Gleiche wie ich!“

Bei einer Umfrage unter Studenten hatten diejenigen weniger Glücksempfinden, die sich vorstellten, später einmal 100 000 Euro zu verdienen unter der Voraussetzung, dass das mittlere Einkommen bei 200 000 liegt als diejenigen, die sich vorstellten, später einmal 50 000 Euro zu verdienen, wenn das mittlere Einkommen aber bei nur 25 000 liegt [15]. Auch hier handelt es sich um einen Kontrasteffekt gegenüber der Referenz (dem offensichtlichen Standard).

Lottogewinner sind aktuell geringfügig glücklicher (auf einer Skala mit 100%-Punkten etwa um 20%-Punkte) als die übrige Bevölkerung und deutlich glücklicher als querschnittsgelähmte Unfallopfer; wen nimmt dies Wunder! Das künftige eigene Glück jedoch schätzen Lottogewinner nicht anders ein als Querschnittsgelähmte oder die übrige Bevölkerung. Das Glück in der Zeit vor dem Ereignis wird von Lottogewinnern deutlich geringer eingeschätzt als von Unfallopfern. Hier paaren sich zeitlicher Kontrasteffekt und Effekt der Gewöhnung an ein außerordentliches Ereignis [16]. Man würde denken, Querschnittslähmung gehe aktuell und künftig mit einem Verlust von Glückserleben einher, ganz anders etwa wie bei einem Lottogewinn; ein Lottogewinner müsse doch für den Rest seines Lebens total glücklich sein. Beide Aussagen treffen nicht zu, wie die Studienlage zeigt. Sowohl nach katastrophalen Schicksalsschlägen und nach bombastischen Glücksereignissen stellt sich bei den meisten Betroffenen rasch wieder eine Gewöhnung auf den ursprünglichen Glückszustand ein, der individuell vorher bestanden hat. Es kommt also nach einer gewissen Zeit zu einer Mittelung auf das individuelle Niveau, das zum Teil genetisch, zum Teil aufgrund von bisher gemachten Erfahrungen determiniert ist [1].

Ostdeutsche waren oft vor der Wende glücklicher (obwohl der durchschnittliche Lebensstandard geringer war), vielleicht weil ein Vergleich zu anderen Ostblockstaaten zu einem positiv erlebten Kontrast („uns geht es besser") führte. Nach der Wende verglichen sich die Ostdeutschen mit Westdeutschen und mussten einen negativen Kontrast („uns geht es schlechter") feststellen, was deren Glückserleben beeinträchtigte. Dafür besserte sich das Glückserleben vieler Einwohner anderer Ostblockstaaten nach der Wende, da sie sich nicht mehr mit den DDR-Einwohnern verglichen („uns geht es schlechter als denen in der DDR") sondern mit den anderen Ostblockstaaten-Bewohnern („denen geht es schlechter als uns") [17].

Welche der beiden Alternativen soll man sich bei einer schmerzhaften Untersuchung, z. B. einer Darmspiegelung wünschen? Lieber starke Schmerzen aber kurz (kurz aber schmerzhaft) oder lieber mäßige Schmerzen, dafür länger andauernd (lang aber leichter erträglich)? Am besten sollte die maximale Schmerzausprägung nicht extrem werden und vor allem sollte es am Ende der Untersuchung nur noch leicht wehtun! Das heißt, das Schmerzmaximum sollte so niedrig wie möglich sein und das Untersuchungsende (Episodenende) so schmerzarm wie möglich. Die Zeitdauer spielt keine Rolle; es kann also ruhig ein wenig länger dauern. Das retrospektive Schmerzerleben ist nicht der Mittelwert des Schmerzverlaufs über die Episodendauer. Das retrospektiv (im Nachhinein betrachtet) beschriebene Schmerzerleben ist vielmehr der Mittelwert zwischen dem Schmerzmaximum in der Episode und dem Schmerz am Ende der Episode [18]. Diese Regel heißt Peak-End-Regel (Maximum-Ende-Regel). Sie gilt näherungsweise auch für Glücks- und Unglückszustände, also für „Unglückserleben" und „Glückserleben" [19].

Manchmal kann man mit 10 Cent bei einer Person mehr Glückserleben hervorrufen als mit einem Lottogewinn, es kommt dabei lediglich auf den Kontext an. Wenn jemand eingestimmt ist, Glück zu erleben, dann fällt es ihm leichter, sich dieses Glückserleben heraufzubeschwören (Bahnungseffekt). Studenten, die gerade eben 10 Cent „per Zufall" gefunden haben, schätzten ihr gesamtes bisheriges Leben als glücklicher ein als solche Studenten, die nicht so ein banales „Zufallsglück" unmittelbar vor der Befragung erlebten. Die letzte Episode des gesamten bisherigen Lebens (Episodenende) verändert das Glückserleben (retrospektiv) des gesamten Zeitraums (hier: des gesamten bisherigen Lebens), hier paaren sich Bahnungseffekt und Peak-End-Regel [20].

Welche der beiden Alternativen verspricht mehr Glücksgefühle retrospektiv hervorzurufen, zwei Urlaube zu je zwei Wochen im Jahr oder ein Urlaub zu vier Wochen im Jahr? Zwei Urlaubsepisoden zu je 2 Wochen führen zu mehr retrospektivem Glückserleben (Frequenzregel). Es ist besser, häufige kleine Freuden zu erleben als nur wenige große Freuden (siehe auch Lottogewinn-Beispiel) [1].

Was unterscheidet Sucht von Glück? Zunächst, beiden Phänomenen gemeinsam ist, dass sie vom Belohnungssystem generiert werden. Experimentell konnte man Ratten dazu ermächtigen, ihr eigenes Lustzentrum im Gehirn (Belohnungszentrum) zu stimulieren, indem sie eine Taste drücken mussten. Jeder Tastendruck führte zu einem elektrischen Stimulus, der mit einer Elektrode direkt im Belohnungszentrum wirkte. Die Ratten aßen nicht mehr und betätigten sich nicht mehr sexuell, manche verhungerten und verdursteten, da sie nichts anderes mehr taten als die „Lusttaste" zu drücken. Dies ist ein recht treffendes Tiermodell für Sucht; dieser an Zombie-Verhalten erinnernde Zustand hat offenbar nichts mit dem zu tun, was wir Glück nennen würden. Tatsächlich wird dieses Tierexperiment als Modell für Sucht und Abhängigkeit aufgefasst und nicht für Glück. Im Gegensatz zu gesundem Glückserleben findet hier keine Co-Aktivierung von Glücksgefühlen durch langfristig vorteilhafte Verhaltensweisen statt; vielmehr ist hier das Glückserleben von realen Bedürfnissen und von Lernen entkoppelt. Das Belohnungssystem ist ein „besser-als-erwartet-Gefühl"-System, das entsprechend Glücksgefühle generiert, aber vielmehr den Sinn hat, den Organismus dahin zu bringen, nach Aktivierung des Systems zu streben, also alles zu tun, damit die Dinge „besser als erwartet" auch in Zukunft laufen, und zwar mit dem Ziel einer langfristigen positiven Entwicklung für den Organismus. Dieser Aspekt beinhaltet das Lernen von günstigen Verhaltensweisen für eine bessere Zukunft. Es ist also ein System des Strebens nach dem Glück und nicht des Glücks selbst. Bei Sucht ist das Belohnungssystem vom Lernen entkoppelt. Diese Sichtweise spiegelt sich nicht nur in der Evolution und in den Neurowissenschaften wider sondern auch in der amerikanischen Verfassung [1]. Siehe hierzu auch die schematische Darstellung in Abb. 5.3.

Beim Glückserleben gilt: Nach Ereignissen tritt rasche Gewöhnung auf (evolutionär wird „Ausruhen auf den Lorbeeren" oder „nicht mehr aus dem schwarzen Loch kommen" nicht unterstützt). Das gilt auch für Suchtmittel (Drogen, Tätigkeiten mit Suchtcharakter, elektrische Selbststimulation des Belohnungssystems). Dagegen gibt es kaum eine Gewöhnung für regelmäßige „kleine" aber vorteilhafte Glückserlebnisse wie das Zusammensein mit der Familie, mit Freunden, mit Partnern, aber auch Sex und Arbeitsfreude. Letztere ist abhängig von der Qualität der Arbeit, von den durch die Tätigkeit ermöglichten Flow-Erlebnissen und von der empfundenen Sicherheit des Arbeitsplatzes. Die genannten Dinge sind immer glücklich machend, also ohne dass Gewöhnung auftritt. Der Sinn des Belohnungssystems ist also: „Spaß kurzfristig haben

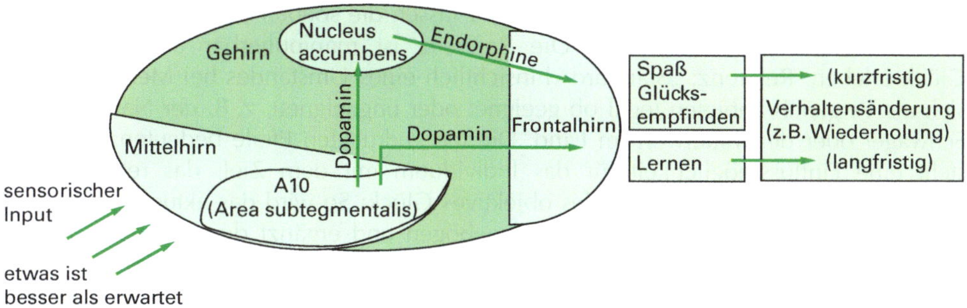

Abb. 5.3: Das Belohnungssystem, Zusammenfassung der im Text beschriebenen Zusammenhänge, wie sie heute vermutet werden.

und langfristig Lernen, damit wir tun, was langfristig gut für uns ist". Man darf nicht vergessen, das Glücksgefühl nach einem „Besser-als-erwartet-Ereignis" hält nicht lange an. Ziel ist es, so viele wie mögliche solcher „Besser-als-erwartet-Ereignisse" zu generieren, die einem einen langfristigen Vorteil verschaffen. Lernprozesse sind dabei das eigentliche Ziel, Glücksempfinden ein notwendiges Nebenprodukt, damit die Motivation zu einer Verhaltensänderung (z. B. Verhaltenswiederholung) gewährleistet ist. Bei Sucht ist das Belohnungssystem vom Lernsystem entkoppelt. Nachhaltiges Glück hat nichts mit Geld, Konsum und Genuss, vielmehr mit Sinn und Bedeutung zu tun. Viele Vergleiche vermiesen einem ein eigentlich glückliches Dasein. Zwanghaftes Streben nach mehr Glück ist fast ein Garant für Unglücklichsein [19].

Bahnungseffekte werden deutlich, wenn man sich die gestellte Frage nach Zufriedenheit und Glück im Kontext zu vorher angeschnittenen Themen, zu Eigenschaften der Umgebung, zur Wirkung der Fragenden auf den Befragten, zur aktuellen Stimmung des Befragten, zum aktuellen Wetter etc. betrachtet. Studenten wurden zuerst befragt, wie oft sie sich mit andersgeschlechtlichen Studenten treffen und danach gefragt wie ihr allgemeines Lebensglück ist: „Wie glücklich und zufrieden sind Sie – so ganz allgemein – in Ihrem Leben? Geben Sie hierzu Ihre Antwort auf einer Skala von 1 (sehr unzufrieden und unglücklich) bis 10 (sehr zufrieden und glücklich) an." Bei dieser Reihenfolge gab es einen starken Zusammenhang zwischen Lebensglück und andersgeschlechtlichen Kontakten ($r = 0{,}66$). Fragt man aber in umgekehrter Reihenfolge (erst nach Lebensglück, dann nach Kontakten zum anderen Geschlecht), dann ergab sich kein Zusammenhang zwischen Lebensglück und zwischengeschlechtlichen Kontakten. Offenbar kann „andersgeschlechtliche Kontakte" die Bewertung von Lebensglück bahnen, indem eine positive aktuelle Grundstimmung für die Antwort erzielt wird [20, 21]. Ähnlich bahnt die Frage nach „Glück in der Ehe" die Antwort auf die Frage „allgemeines Lebensglück" [22].

Um solchen Kontrasteffekten und Bahnungseffekten nicht aufzusetzen, wurden in der hier vorgelegten Studie die Zufriedenheitsfragen im Fragebogen blockweise verteilt, um ein durch Bahnung möglichst wenig verzerrtes Gesamtbild zu erhalten. Außerdem bestand die Möglichkeit des Vergleichs ähnlich aufgebauter Studien in unterschiedlichen Regionen Deutschlands, so dass die Ergebniskonsistenz überprüft werden konnte. Die Fragebögen der unterschiedlichen Studien waren nicht komplett identisch aufgebaut.

Zusammenfassung. Die Inhalte von Abb. 5.4 fassen die soeben erläuterten Ergebnisse der Glücksforschung zusammen. Die Referenz ist manipulierbar und damit das Glückserleben. Referenz: „Standard" hinsichtlich eines Umstandes bei Menschen, die sich als Vergleich anbieten (egal ob geeignet oder ungeeignet), z. B. der Nachbar, der Schwager oder der Mittelwert im Land. Die fett gedruckten Pfeile bedeuten: Hier besteht eine Einflussmöglichkeit für das Individuum mit dem Ziel, das retrospektive Glückserleben zu steigern. Aktuelles objektives Glück: So wird das aktuelle Glückserleben durch aktuelle Messung mittels Fragebögen und ergänzt durch Verhaltensbeobachtung verstanden. Retrospektives Glück: Hier wird die vom Betroffenen erlebte Glücksmenge in der Vergangenheit (z. B. „während der eben durchgeführten Darmspiegelung"; „während des bisherigen Lebens") verstanden. Peak-End-Regel: retrospektives Glück ist nicht die Summe (oder der Mittelwert) aller Glücksepisoden im betreffenden Zeitraum sondern der Mittelwert zwischen Glück in der glücklichsten Phase (Peak) und dem Glück am Ende des Zeitraums (End). Frequenzregel: Viele kleine Glücksepisoden führen zu mehr retrospektiv erlebtem Glück als wenige Episoden mit starkem Glückserleben. Bahnungseffekte: Ein Gedanke oder eine Emotion stimmt eine Person ein, und fördert bestimmte Antworten (Wohlfühlatmosphäre und angenehme Themen bahnen in Fragebögen mehr Antworten, die mehr Glückserleben beschreiben, bahnen andererseits aber auch freundlicheres Verhalten). Kontrasteffekte: Ein Zustand wird als Referenz aufgefasst, zu dem man den eigenen Zustand als Kontrast empfindet. Gewöhnungseffekte: Starkes aktuelles Glück oder Unglück werden mit der Zeit weniger intensiv. Last-incidence-Regel: Die letzte Episode eines Zeitraums beeinflusst das Glückserleben des gesamten Zeitraums (retrospektiv); diese Regel ist eine Form der Peak-End-Regel. Ob ein Gedanke als Kontrast oder Bahnung erlebt wird, hängt von dem Kontext ab.

Der Glücksbegriff beinhaltet mehr emotionale (erregende, bewegende), aktive Dimensionen im Gegensatz zum Begriff der Zufriedenheit. Hinsichtlich des betrachteten Zeitfensters unterscheidet man eine mehr aktuelle (akute, augenblickliche) Komponente von Glück – diese umfasst die Begriffe Flow und Überraschung [23] – von einer eher langfristigen und generellen Komponente, „Glück insgesamt", worunter man die Summe aller Einzelaugenblicke mit Glück verstehen kann, wobei diese Summe nicht arithmetisch korrekt, sondern unter einer Verzerrungslinse (subjektive Verzerrung, unter anderem durch den Peak-End-Effekt) betrachtet wird. Die Begriffe Glück insgesamt, generelles Glück, Glück im gesamten bisherigen Leben meinen also eine verzerrte Summe aller Einzelaugenblicke des Glücks.

Die Zufriedenheit, spezifisch für eine Situation oder ganz allgemein im bisherigen Leben, bedeutet die Beurteilung einer Situation oder des gesamten Lebens unter dem Aspekt der Möglichkeiten, der Alternativen, die sich realistischerweise und nahe liegend bieten. Notwendige Voraussetzung für eine adäquate Beurteilung von Zufriedenheit ist, dass die Grundbedürfnisse befriedigt sind (Abwesenheit stark negativer Umstände, Befriedigung der Lebensnotwendigkeiten). Die Einschätzung der Zufriedenheit impliziert einen Vergleich zwischen Ist-Zustand und Soll. Wenn man angeben soll, wie zufrieden man ist, wird also mehr eine kognitive Dimension angesprochen als eine emotionale, anders als etwa bei der Einschätzung, wie glücklich man ist. Zufriedenheit ist abhängig von äußeren und inneren Umständen; diese sind von Mensch zu Mensch jeweils unterschiedlich gewichtet [24]. Die Einschätzung der Zufriedenheit, wie auch des Glücks mit Hilfe von Messinstrumenten ist immer stark subjektiv einge-

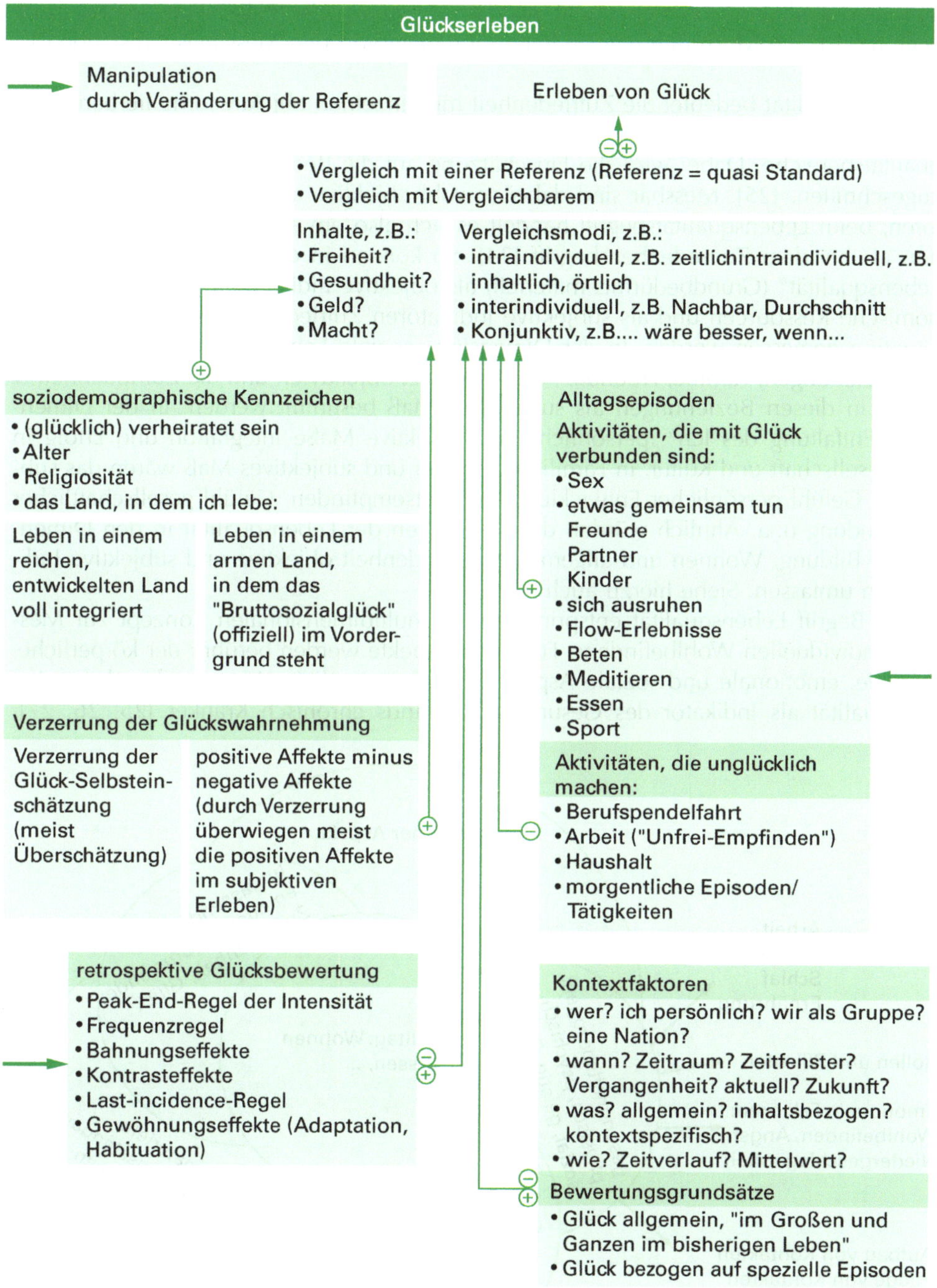

Abb. 5.4: Glückserleben und Verzerrung von Glückserleben. Erläuterungen im Text.

färbt und stellt eine Momentaufnahme dar, weswegen die Reliabilität der Messung begrenzt ist, die Messung unter anderem abhängig von den Messungs-Umständen ist [2].

Lebensqualität bedeutet die Zufriedenheit mit einzelnen objektiv formulierbaren Bereichen, die gesamte Lebensqualität ist so etwas wie ein Durchschnitt aller Lebensqualitätsbereiche. Dabei wird die Einschätzung auf die Bedürfnisse in den Bereichen zugeschnitten. [25]. Messbar sind dabei sowohl objektive als auch subjektive Indikatoren; beim Lebensqualitätsbegriff handelt es sich also um eine komplexere Konstruktion als bei dem Zufriedenheitsbegriff [24]. So können in der Dimension „materielle Lebensqualität" (Grundbedürfnis materiell) als objektive Indikatoren Einkommen, ökonomische Ressourcen und als subjektive Indikatoren Zufriedenheit mit der objektiven Situation gemessen werden. In der Dimension „soziale Lebensqualität" können soziale Beziehungen, Familie, Freunde, Nachbarn, etc. objektiviert und die Zufriedenheit & Glück in diesen Beziehungen als subjektives Maß bestimmt werden. In der Dimension „Entfaltung des Ich" (persönlich) sind objektive Maße Integration und Erfolg in der Gesellschaft und Kultur, in Familie und Beruf und subjektives Maß wären das subjektive Gefühl persönlicher Entwicklung, Freiheitsempfinden, Gefühl gesellschaftlicher Entfremdung u. a. Ähnlich würden die Messungen der Lebensqualität in den Dimensionen Bildung, Wohnen und allgemeine Zufriedenheit objektive und subjektive Indikatoren umfassen. Siehe hierzu auch Abb. 5.5.

Der Begriff Lebensqualität entspringt einem multidimensionalen Konzept zur Messung individuellen Wohlbefindens. Folgende Aspekte werden berührt: der körperliche, mentale, emotionale und soziale Aspekt von Lebensqualität. Wir verstehen heute Lebensqualität als Indikator des Gesundheitszustands chronisch Kranker [25, 26, 27].

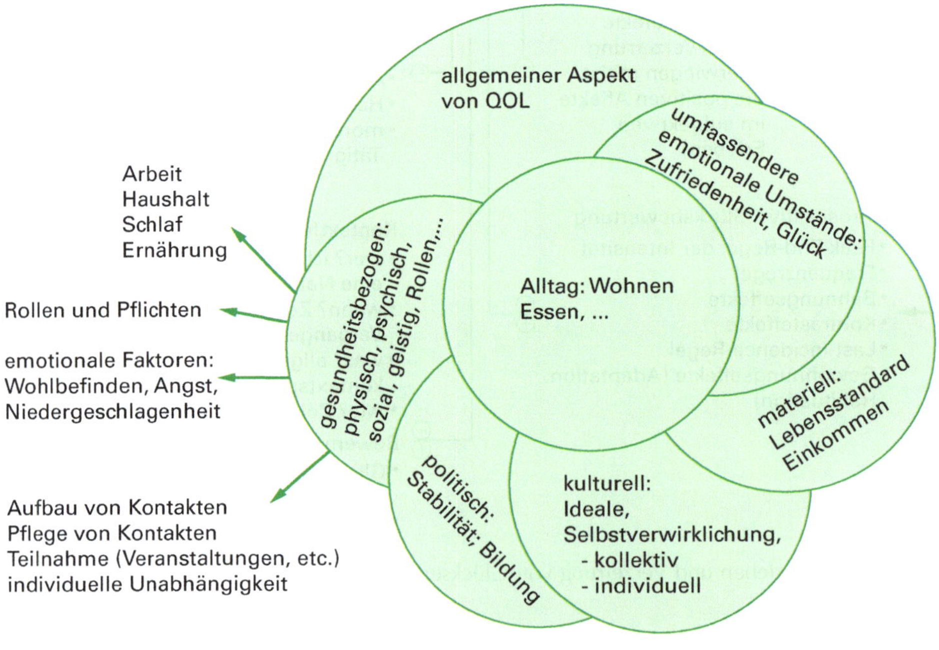

Abb. 5.5: Beispiele für Bereiche von Lebensqualität und deren ausgeprägte Überlappungen.

Dabei ist die empfundene Lebensqualität nicht nur von objektiven Behinderungen und Symptomen abhängig sondern auch vom Umgang mit der Krankheit (Coping, Krankheitsbewältigung), vom Erleben der chronischen Krankheit (individuell sehr unterschiedlich) und von der Ungewissheit im Krankheitsverlauf (Nicht-Planbarkeit, Verlust von Kontrollüberzeugung).

Die Lebensqualität ist die quantifizierbare Eigenschaft, welche mit Lebensqualitätsskalen gemessen werden kann. Ausgeprägte Überlappungen bestehen zwischen Lebensqualität, Wohlbefinden (subjektiver Aspekt mehr im Vordergrund), Zufriedenheit (kognitiv-bewertender Aspekt mehr im Vordergrund im Sinne von Soll-Haben-Rechnung) und Glück (mehr der emotionale Aspekt im Vordergrund). Lebensqualität und Zufriedenheit sind beide bereichsbezogen (z. B. gesundheitsbezogene Lebensqualität; Zufriedenheit mit der allgemeinen Gesundheit).

Die Lebensqualität mit einigen wichtigen Bereichsbezügen soll in der Abb. 5.5 illustriert werden.

Hierbei nimmt die gesundheitsbezogene Lebensqualität einen besonderen Platz ein, da sie mit Freizeit- und Berufsaktivitäten, mit dem Leben in der Familie, mit den Rollen und Pflichten und mit dem Sozialleben interferiert [26]. Überlappungen zu anderen Lebensqualitätsaspekten gibt es z. B. zu emotionalem Wahrnehmen von Lebensqualität („Glück"), zur materiell bezogenen Lebensqualität, zur kulturell und politisch bezogenen Lebensqualität. In der vorliegenden Studie wurde die gesundheitsbezogene Lebensqualität erfasst.

Die unterschiedlichen Lebensqualitätsskalen erfassen unterschiedliche Facetten der Lebensqualität, allen gemeinsam ist jedoch: sie berichten aus der Patientenperspektive. Es geht um mehr als eine rein körperliche Zustandsbeschreibung; das subjektive Erleben wird berücksichtigt.

Die Skalen zur Erfassung gesundheitsbezogener Lebensqualität bestehen aus Fragebögen. Die Fragen werden immer von den Betroffenen selbst aus deren Sicht beantwortet. Dabei gibt es unterschiedliche Arten von HRQOL-Skalen. Es lassen sich bei den Erhebungsinstrumenten drei verschiedene Domänen unterscheiden. Erstens die Dimensionalität (Indexinstrument oder Profilinstrument), zweitens der Inhalt (generisch oder krankheitsspezifisch), drittens die Skalierung (ordinal oder kardinal). Eine Skala ist also durch diese 3 Domänen klassifizierbar. Zur Erläuterung seien alltagsnahe Beispiele (Messung von Alltagsgegenständen anstatt von Lebensqualität) angeführt.

Indexinstrument: Messung eines Quaders, gemessen wird nur das Volumen (z. B. durch Eintauchen in einen Behälter und Messung des Volumens der verdrängten Wassermenge), es kommt nur eine Zahl heraus, z. B. Volumen 1,7 Liter.

Profilinstrument: Messung eines Quaders nach Länge, Höhe und Tiefe mit dem Zollstock und Angabe dieser drei Messwerte, z. B. $1 \cdot 0{,}5 \cdot 0{,}75$ Meter; es sind also drei Zahlen anzugeben, diese lassen sich in Form eines Profils darstellen, z. B. (L; H, T) = (1,0; 0,5; 0,75) und gegebenenfalls als Balkengrafik darstellen.

Generisches Instrument: Wenn ganz allgemein nach Lebensqualität, also nach Lebensqualität im Großen und Ganzen gefragt wird ohne auf spezifische Krankheitssymptome einer definierten Krankheit einzugehen.

Krankheitsspezifisches Instrument: Wenn nach MS-typischen Behinderungen und deren Einfluss auf die Lebensqualität gefragt wird, handelt es sich um eine MS-spezifische Lebensqualitätsskala.

Ordinales Skalenniveau: Die Benotung in der Schule ist ein Beispiel hierfür. Note 1 ist besser als zwei, das heißt aber nicht, dass der Abstand zwischen Note 1 und 2 genauso groß ist wie zwischen 5 und 6 (meist ist der Abstand zwischen 5 und 6 wesentlich größer als der zwischen 1 und 2!). Es kann nur eine Rangfolge angegeben werden, also eine Ordnung ohne fest vorbestimmten arithmetischen Bezug der einzelnen Messwerte zueinander.

Kardinales Skalenniveau: Ein Thermometer, welches die Temperatur in Grad Celsius misst ist ein passendes Beispiel für eine Kardinalskala. Der Abstand zwischen 10 und 20 Grad ist genauso groß wie der Abstand zwischen 90 und 100 Grad; es gilt aber nicht, dass 100 Grad doppelt so warm ist wie 50 Grad (Solche Zusammenhänge gelten bei der Temperatur nur für die Kelvin-Skala, welche eine so genannte Rationalskala ist).

Beispiele für Lebensqualitätsskalen:

- SF-36 (Short Form-36 Health Survey): Profilinstrument, generisch, kardinal [27, 28, 29, 30].
- MSQOL-54 („Short Form-54", „SF-54"): Profilinstrument, spezifisch (MS), kardinal [31].
- KI (Karnofsky-Index): Indexinstrument, generisch, ordinal [32]. Diese Skala wird überwiegend in der Onkologie eingesetzt.
- EuroQoL (EQ5D): Indexinstrument, generisch, kardinal [33].
- EQ5D-VAS (EuroQoL Visuelle Analog Skala): Indexinstrument, generisch, kardinal [33].

Eng mit den Begriffen Glück, Zufriedenheit und Lebensqualität verknüpft ist der Begriff Wohlbefinden [2]. Auch hier geht es um Bedürfnisse, die es zu befriedigen gilt. Aber wenn physiologische, körperliche Bedürfnisse nicht befriedigt sind, machen weder Lebensqualitätsmessung noch der Begriff Wohlbefinden Sinn. Als Bedürfnisse („Big Five der Bedürfnisse", Bedürfnispyramide nach Maslow) gelten von den basalen bis höheren Bedürfnissen hierarchisch geordnet [34]:

1. Physiologische Bedürfnisse: Körperliche Grundbedürfnisse (Hunger, Durst, Schlafbedürfnis, Bedürfnis nach Sexualtrieb-Befriedigung, Gesundheit, Wärme, Wohnraum); bei konstanter Befriedigung verlieren sie an Relevanz.
2. Sicherheitsbedürfnisse: Gemeint sind Bedürfnisse nach Sicherheit, Stabilität, Ordnung, Schutz, Angstfreiheit und Freiheit vor Chaos, Verlangen nach Struktur, Gesetz und Ordnung, fester Arbeitsplatz, Absicherung. Wenn die physiologischen Bedürfnisse befriedigt sind, die Sicherheitsbedürfnisse aber nicht, bestimmen diese weitgehend unser Verhalten. Menschen wünschen sich eine vorhersagbare Welt, haben gern das Gefühl von Kontrolle, vermeiden Inkonsistenz und Ungerechtigkeit.
3. Soziale Bedürfnisse (Kontakte): Bedürfnis nach Zugehörigkeit und Wunsch geliebt zu werden, nach Familie, Freunden, Kommunikation, Partnerschaft, Liebe. Freiheit vor Entwurzelung aus Bezugsgruppen (Leben in der Fremde, Verlust des engen Familienbezugs, Trennung oder Scheidung, Exil, Emigration, Aussiedlerleben).
4. Bedürfnis nach Wertschätzung (Anerkennung): Bedürfnis nach Wertschätzung und Geltung, Wunsch nach Bedeutung und Stärke, Leistung und Kompetenz, zum anderen das Bedürfnis nach Prestige, Status, Ruhm, Macht und Geld. Auf diesen Bereich gründet sich das Selbstwertgefühl.

5. Bedürfnis nach Selbstverwirklichung: Dieses letzte Bedürfnis (Pyramidenspitze) ist ein Wachstumsbedürfnis; während die anderen vier Bedürfnisse Defizitbedürfnisse darstellen. Das Bedürfnis umfasst das Streben nach der Entwicklung der eigenen Persönlichkeit, hat einen sublimierenden Aspekt, steht im Zusammenhang mit dem Drang des Menschen zur Höherentwicklung, zum Erleben der ‚Einheit seiner Persönlichkeit' [34], der Suche nach Wahrheit und Sinn, dem Drängen nach ‚vollem Sein': Heiterkeit, Freundlichkeit, Mut, Ehrlichkeit, Liebe, Güte, Talententfaltung, Individualität, Perfektion, Erleuchtung usw.

5.2 Lebensqualitätsmessung in der vorliegenden Studie

In der vorliegenden Studie wurde die MSQOL-54 [31] verwendet, damit auch automatisch die SF-36 [28] als Teil der MSQOL-54 [29], außerdem der EQ5D [33] und die EQ5D-VAS [33]. Daneben wurden die Befragten um eine Einschätzung der Zufriedenheit in mehreren Lebensbereichen und Situationen gebeten.

Die MSQOL-54 besteht aus den Items der SF-36 und aus 18 zusätzlichen Punkten, die MS-spezifische Probleme abbilden. Abweichend von der SF-36-Skala werden in der MSQOL-54-Skala die körperliche Summenskala (PHCS, Physical Health Composite Score) aus den Subskalen körperliche Funktionen, körperliche Rollenfunktion, körperliche Schmerzen, allgemeine Gesundheitswahrnehmung, sexuelle Funktionen, Vitalität und Belastung durch Gesundheitsprobleme gebildet; die mentale (psychische) Summenskala (MHCS, Mental Health Composite Score) dagegen aus den Subskalen globale Lebensqualität, emotionale Rollenfunktion, psychisches Wohlbefinden und kognitive Funktionen. Insgesamt hat die MSQOL-54-Skala 54 Fragen, die zu 12 Subskalen und zu zwei Summenskalen führen. Die Berechnung der Subskalen und der Summenscores erfolgte nach festgelegten Anweisungen [31].

Bei der SF-36-Skala [30] besteht die körperliche Summenskala aus den Faktoren körperliche Funktionen, körperliche Rollenfunktionen, körperliche Schmerzen, allgemeine Gesundheitswahrnehmung und die psychische Summenskala aus den Subskalen Vitalität, soziale Funktionsfähigkeit, emotionale Rollenfunktion und psychisches Wohlbefinden. Insgesamt hat die SF-36-Skala 8 Subskalen und 2 Summenskalen. Einen Überblick über diese beiden Instrumente zur Erfassung der MS-spezifischen Lebensqualität gibt [35].

Die EQ5D [33, 36] besteht aus 5 Dimensionen: Mobilität, Selbstversorgung, Alltagstätigkeiten, Beschwerden körperlich, Angst/Depression. Diese Dimensionen werden zu einem Index verrechnet [37, 38]. Dieser Index wird als Utility („Nutzwert") interpretiert.

Die EQ5D-VAS besteht aus einer visuellen Analog-Skala (VAS), vergleichbar einem Thermometer mit Skalenwerten zwischen 0 und 100 (20 cm lang). Auf dieser Skala sollen Befragte ihren aktuellen Gesundheitszustand einschätzen zwischen 0 (schlechtest denkbarer Gesundheitszustand) und 100 (best denkbarer Gesundheitszustand). Dieser Wert kann ebenfalls als Utility interpretiert werden.

Die mit der EQ5D-VAS und EQ5D ermittelten Nutzwerte dienen der Berechnung von QALY (quality-adjusted life years, qualitätsadjustierte Lebensjahre).

$$\mathrm{QALY} = \mathrm{tRL} \cdot \mathrm{U}\,;$$

mit tRL = Rest verbleibender Lebenszeit (Jahre) und U = Utility (Nutzwert) für diese tRL (Werte zwischen 0 und 1). U kann aus der EQ5D-VAS oder als aus dem

Tabelle 5.3: Beispiel einer Erkrankung XX mit entsprechender jährlichen Utility-Messung; tRL ist der Rest beobachtete Lebenszeit (abgelaufen) und dTRL ist das Beobachtungszeitintervall (hier: 1 Jahr).

Krankheit XX ohne Therapie					Tod		
Utility	0,8	0,6	0,4	0,2	0	0	0
tRL	1	2	3	4	5	6	7
dtRL	1	1	1	1	1	1	1

EQ5D-Index abgelesen werden. U = 0 bedeutet tot und U = 1 bedeutet völlig gesund.

Die vielleicht ungewohnte Betrachtungsweise von Lebensqualität soll an folgendem Beispiel erläutert werden.

Angenommen, es gebe eine Erkrankung XX. Ohne Therapie sei der Krankheitsverlauf (z. B. gemessen durch EQ5D-VAS) durch jährliche Nutzwerte (Utilities) gekennzeichnet. Siehe hierzu Tabelle 5.3. Die Summe aller dtRL $\cdot$ U $= 1 \cdot 0{,}8 + 1 \cdot 0{,}6 + 1 \cdot 0{,}4 + 1 \cdot 0{,}2 + 1 \cdot 0 + 1 \cdot 0 + 1 \cdot 0 = 0{,}8 + 0{,}6 + 0{,}4 + 0{,}2 = 2{,}0$. Das heißt, bei dieser Krankheit besteht bei dieser 4-jährigen Betrachtung ein Wert von 2,0 QALY. Anders ausgedrückt: Der spontane Krankheitsverlauf liefert einen Nutzwert (Utility) von 2,0 QALY.

Nun nehmen wir die gleiche Krankheit XX, nun aber sei eine Therapie erfunden worden, die bei der Krankheit hilfreich ist. Mit Therapie ergeben sich die Zahlen in Tabelle 5.4. Die Summe aller dtRL $\cdot$ U $= 1 \cdot 0{,}6 + 1 \cdot 0{,}6 + 1 \cdot 0{,}6 + 1 \cdot 0{,}4 + 1 \cdot 0{,}4 + 1 \cdot 0{,}2 = 3 \cdot 0{,}6 + 2 \cdot 0{,}4 + 0{,}2 = 2{,}8$ QALY. Der Nutzwert der behandelten Krankheit liegt nun also bei 2,8 QALY, also um 0,8 QALY höher als ohne Therapie. Die Therapie führt bei dieser Erkrankung also zu einem Nutzwertgewinn von 0,8 QALY.

Diese Nutzwerte können nun zu den Kosten ins Verhältnis gesetzt werden. Wie viel kostet ein QALY? Beispiel ohne Therapie: 50 000 Euro (z. B. Schmerztherapie, Arztbesuche, lindernde Medikamente, Heimunterbringung, Einkommensverluste bei Patienten und Angehörigen, Kosten der Frühberentung, usw.) im gesamten Krankheitsverlauf. Beispiel mit Therapie: 100 000 Euro. Also entstehen durch die Therapie 50 000 Euro Mehrkosten, dafür bekommt man nun aber 0,8 QALY. Es gilt hiermit: 0,8 QALY kosten 50 000 Euro. Ein QALY kostet demnach 50 000/0,8 = 62 500 Euro. Die Gesellschaft muss nun entscheiden, ob die Kosten von 62 500 Euro für die hier beispielhaft skizzierte Therapie dieser Erkrankung zu rechtfertigen ist. Dabei muss sie im Auge haben, dass auch andere Krankheiten existieren, welche auch behandelt werden müssen, was auch Geld kostet und wo vielleicht mit dem Geld mehr QALY erzeugt werden können.

Tabelle 5.4: Beispiel der Erkrankung XX mit Therapie. Erklärungen siehe Tabelle 7.3. Verglichen mit dem unbehandelten Krankheitsverlauf (2,0 QALY) wird die Lebensqualität durch die Therapie also auf 2,8 QALY verbessert, ergibt einen Gewinn von 0,8 QALY durch die Therapie.

Krankheit XX mit Therapie							Tod
Utility	0,6	0,6	0,6	0,4	0,4	0,2	0
tRL	1	2	3	4	5	6	7
dtRL	1	1	1	1	1	1	1

Tabelle 5.5: Zufriedenheit mit verschiedenen Lebensbereichen und Situationen. In eckigen Klammern stehen die Skalengrenzen (z. B. Noten 1 sehr zufrieden bis 6 sehr unzufrieden oder 7 sehr zufrieden bis 1 sehr unzufrieden).

Inhalt, der auf Zufriedenheit hin bewertet wird	[Skalenbereich]
Immunmodulatoren aktuell	
• Glatiramerazetat	[1; 6]
• Immunglobuline	[1; 6]
• Betaferon	[1; 6]
• Avonex	[1; 6]
• Rebif	[1; 6]
• Mitoxantron	[1; 6]
• Azathioprin	[1; 6]
• Kortikoid	[1; 6]
• Cyclophosphamid	[1; 6]
• Mittelwert	[1; 6]
Alternativmed ehemals/jemals	
• Akupunktur	[1; 6]
• Vitamine	[1; 6]
• Bioresonanz	[1; 6]
• Heilsteine	[1; 6]
• Homöopathie	[1; 6]
• Bachblüten	[1; 6]
• Antioxidantien	[1; 6]
• Chiropraktik	[1; 6]
• Diäten	[1; 6]
• Schwermetallausleitung	[1; 6]
• Cannabispräparate	[1; 6]
• andere Methoden	[1; 6]
• Mittelwert	[1; 6]
Lebensbereiche	
• Arbeit	[7; 1]
• Wohnsituation	[7; 1]
• Finanzen	[7; 1]
• Freizeit	[7; 1]
• Gesundheit	[7; 1]
• Familie	[7; 1]
• Beziehungen	[7; 1]
• Insgesamt	[7; 1]
• Mittelwert	[7; 1]
Reden mit jemandem	
• Familie	[1; 6]
• Freund	[1; 6]
• Selbsthilfegruppe	[1; 6]
• Hausarzt	[1; 6]
• anderer Arzt	[1; 6]
• Physiotherapeut	[1; 6]
• Psychologe	[1; 6]
• Heilpraktiker	[1; 6]
• Pfarrer	[1; 6]
• Pflegekraft	[1; 6]
• DMSG	[1; 6]
• Neurologe	[1; 6]
• Mittelwert	[1; 6]
Inhalt, der auf Zufriedenheit hin bewertet wird	[Skalenbereich]
Immunmodulatoren ehemals/jemals	
• Glatiramerazetat	[1; 6]
• Immunglobuline	[1; 6]
• Betaferon	[1; 6]
• Avonex	[1; 6]
• Rebif	[1; 6]
• Mitoxantron	[1; 6]
• Azathioprin	[1; 6]
• Kortikoid	[1; 6]
• Cyclophosphamid	[1; 6]
• Mittelwert	[1; 6]
Physiotherapie/ärztliche Behandlung	
• Physiotherapeut	[1; 6]
• Arzt	[7; 1]
DMSG und Kompass	
• DMSG	[7; 1]
• KOMPASS	[7; 1]
Informationsquellen	
• Zeitung	[1; 6]
• Internet	[1; 6]
• Radio/TV	[1; 6]
• Hausarzt	[1; 6]
• Neurologe (NL)	[1; 6]
• DMSG	[1; 6]
• Klinik	[1; 6]
• Apotheker	[1; 6]
• Facharzt (nicht NL)	[1; 6]
• andere	[1; 6]
• Zeitschriften	[1; 6]
• Mittelwert	[1; 6]
Gesundheitsinstitutionen/-situationen	
• Bundesregierung	[1; 6]
• Landesregierung	[1; 6]
• Krankenkasse	[1; 6]
• Universität	[1; 6]
• Neurologe	[1; 6]
• Hausarzt	[1; 6]
• DMSG	[1; 6]
• Freunde	[1; 6]
• Finanzen	[1; 6]
• Beruf	[1; 6]
• Gesundheit	[1; 6]
• Familie	[1; 6]
• Nichtbetroffene	[1; 6]
• Leben gesamt	[1; 6]
• Diese Befragung	[1; 6]
• Mittelwert	[1; 6]

Hier kommen also utilitaristische Betrachtungen zum Tragen: größtmöglicher Nutzen (Nutzwert, QALY, Lebensqualität) für das vorhandene Geld (mehr Geld ist nicht im Topf) zum Nutzen für möglichst viele Menschen einer Gesellschaft. Das Schicksal des Einzelnen tritt zurück bei der Bewertung des Gesamt-Nutzens eines Kollektivs. Dies ist eine vereinfachte beispielhafte Darstellung, wie die Kosten-Nutzwertanalyse prinzipiell funktioniert. Die Schwierigkeiten stecken jedoch in den Details. Für Details zum Nutzwertkonzept muss auf Spezialliteratur verwiesen werden [37]. Ein beispielhaftes Szenario zum utilitaristischen Prinzip findet sich im Kapitel *Glück, Wohlbefinden, Zufriedenheit und Lebensqualität allgemein.*

Neben der Frage nach der Zufriedenheit mit Immuntherapeutika (aktuell und in der Vergangenheit), der Zufriedenheit mit alternativen und komplementären Therapien, wurde nach der Zufriedenheit in den Bereichen gefragt, die in der Tabelle 5.5 skizziert sind. Die Bewertung erfolgt anhand von Schulnoten: 1 sehr gut; 2 gut, 3 befriedigend, 4 ausreichend, 5 ungenügend, 6 mangelhaft. In den Fällen, wo aus Rücksicht auf identische Fragenstellung in der DMSGS1996 eine 1–7-Skala verwendet wurde, wurden die Werte in eine Note [1–6] durch lineare Transformation (Note = −0,83333 · Skalenwert [1; 7] + 6,83333) umgewandelt.

5.3 Kontrollüberzeugungen

Wie oben im Kapitel *Alternative und komplementäre Verfahren* bereits beschrieben, spielen Kontrollüberzeugungen eine Rolle in der Krankheitsverarbeitung und dienen dem Wohlbefinden und wirken gegen depressive Störungen. Eng verknüpft ist mit dem Begriff auch alles an Aktivitäten gegen die Erkrankung (z. B. alternative Heilmethoden anwenden, die Ernährung umstellen u. a.).

Von den 1001 gültigen Fällen gaben 260 (26,0 %) an, sehr viel für ihre Gesundheit tun zu können; 290 (29,0 %) glaubten, viel für ihre Gesundheit tun zu können und 368 (36,8 %) behaupteten, einiges für ihre Gesundheit tun zu können, 72 (7,2 %) schätzten, wenig und 5 (1,1 %) sagten aus, nichts für ihre Gesundheit tun zu können. Die Erstgenannten hatten starke Kontrollüberzeugungen während die Letztgenannten geringe Kontrollüberzeugungen hatten.

Die Kontrollüberzeugungen wurden umfangreichen Korrelationsanalysen unterzogen. Zusammenhänge mit folgenden Variablen wurden dabei untersucht: Mittlere Zufriedenheit über alle Lebensbereiche, mittlere Zufriedenheit mit Institutionen, mittlere Zufriedenheit mit Informationsquellen, mittlere Zufriedenheit mit jemandem zu reden, Zufriedenheit mit dem gesamten Leben, Zufriedenheit mit den Ärzten, Zufriedenheit mit der Gesundheit, Zufriedenheit insgesamt, Zufriedenheit allgemein mit der Gesundheit, Zufriedenheit mit dem Neurologen. Ferner Lebensqualitätsgrößen (HRQoL): prädizierter SF-36-Score, SF-36-Summenscore, Depressionsscore (DMSGS1996), EQ5D-VAS EQ5D-Index. Aus der MSQOL-54 außerdem: MHCS (mentale Lebensqualität), PHCS (körperliche Lebensqualität), gesamte Lebensqualität, Zufriedenheit mit dem Sexualleben, Gesundheitsänderung, sexuelle Funktionen, Gesundheitsorientierung, kognitive Funktionen, soziale Funktionen, allgemeine Gesundheit, Vitalität, psychisches Wohlbefinden, Schmerzen, emotionale Rollen, Körperrollen, Körperfunktionen. Eine Alpha-Korrektur erfolgte aufgrund multiplen Testens.

Einzig gab es den Kriterien für Signifikanz und Relevanz entsprechend (Korrelationskoeffizient mindestens 0,40 und p-Wert höchstens 0,0005) einen gerade eben die

Kriterien verfehlten Zusammenhang zwischen schlechter Kontrollüberzeugung („man kann nichts für seine Gesundheit tun") und sowohl dem prädizierten SF-36-Score (aus DMSGS1996) als auch dem SF-36-Summenscore. Der Zusammenhang verfehlte jeweils knapp die Kriterien für relevante Effekte (Korrelationskoeffizienten jeweils 0,35; jedoch p jeweils kleiner als 1E-24).

Noch mehr wurden die strengen Kriterien für Signifikanz und Relevanz bei den Zusammenhängen zwischen Kontrollüberzeugungen und den folgenden Variablen verfehlt: Depressionsscore DEPRESS (DMSGS1996), physische Lebensqualität (MSQOL-54), Gesamte Lebensqualität (MSQOL-54), Gesundheitsorientierung (MSQOL-54), Allgemeine Gesundheit (MSQOL-54), Zufriedenheit mit der Gesundheit (aus Zufriedenheiten mit verschiedenen Lebensbereichen) mit jeweiligen Korrelationskoeffizienten zwischen 0,31 und 0,33 und p-Werten jeweils unter 1E-23. Die hier dargestellten Zusammenhänge sind zwar hochsignifikant, jedoch nur von begrenzter Relevanz. Die hohe Signifikanz trotz mangelnder Relevanz rührt aus der hohen Fallzahl her.

Zusammenfassend lässt sich sagen, dass schlechte Lebensqualität, Depressivität und Unzufriedenheit mit der Gesundheit einen signifikanten Zusammenhang mit geringen Kontrollüberzeugungen zeigten, wobei die Relevanz dieses Zusammenhangs nicht besonders groß einzuschätzen ist.

5.4 Zufriedenheit mit Lebensbereichen, Situationen, Institutionen

In diesem Kapitel werden die Ergebnisse der vorliegenden Studie zur Zufriedenheit mit verschiedenen Bereichen des Lebens dargestellt und vor dem Hintergrund der publizierten Daten diskutiert.

5.4.1 Lebensbereiche

Die Zufriedenheit in verschiedenen Lebensbereichen wurde erfragt. „Wie zufrieden sind Sie mit den folgenden Bereichen Ihres Lebens? Arbeitssituation, Wohnsituation, finanzielle Lage, Freizeit, Gesundheit, familiäre Situation, Beziehung zu Freunden, Nachbarn, Bekannten." Bewertet wurde auf einer Skala von 1 (sehr unzufrieden) bis 7 (sehr zufrieden). Die Ergebnisse sind in Tabelle 5.6 dargestellt.

Rollstuhlabhängige hatten eine signifikant ($p = 2E\text{-}18$) geringere Zufriedenheit mit der Gesundheit (MW 3,6; SD 1,6; n 724) als Gehfähige (MW 2,6; SD 1,6; n 256). Sie hatten auch eine signifikant ($p = 4E\text{-}5$) geringere Zufriedenheit insgesamt (MW 4,8; SD 1,4; n 724) als Gehfähige (MW 4,4; SD 1,4; n 257). Die mittlere Zufriedenheit über alle Lebensbereiche war nicht signifikant abhängig von der Rollstuhlabhängigkeit.

Es mag zunächst als Widerspruch erscheinen, dass die ‚mittlere Zufriedenheit über alle Lebensbereiche' im Gegensatz zur ‚Zufriedenheit insgesamt' nicht mit der Rollstuhlabhängigkeit statistisch signifikant zusammenhing. Der Widerspruch lässt sich jedoch auflösen. Die erstgenannte Variable stellt eine Mittelwertbildung (über alle Zufriedenheitsangaben eines Befragten in den Lebensbereichen) im Rahmen der Datenauswertung dar, während die letztgenannte Variable eine Selbsteinschätzung seiner generellen Zufriedenheit des Befragten beinhaltete. Die letztgenannte Variable entspricht also einer individuellen heuristischen und holistischen Mittelwertbildung mit typischen Wahrnehmungsverzerrungen, wie einleitend zu diesem Kapitel diskutiert. Eine subjektive Einschätzung von Zufriedenheit über das gesamte Leben (alle

Tabelle 5.6: Zufriedenheit in Bereichen des Lebens auf einer Skala zwischen 1 (sehr unzufrieden) bis 7 (sehr zufrieden), in Noten transformiert von 1 (sehr zufrieden) bis 6 sehr unzufrieden). Der Mittelwert bezeichnet das arithmetische Mittel über alle Bereiche des Lebens, die bewertet werden sollten. Die letzte Spalte bezeichnet den Anteil von Befragten, die Zufriedenheitswerte von 6 oder 7 Punkten angaben (entsprechend etwa Note 1 und 2).

Lebensbereich	Anzahl (n)	MW	Median	SD	25 %-Perzentile	75 %-Perzentile	Skala 6 oder 7 Anteil (%)
Arbeitssituation	825	4,2	4,0	1,9	3,0	6,0	28,1
Wohnsituation	999	5,5	6,0	1,7	5,0	7,0	62,5
finanzielle Lage	999	4,4	5,0	1,8	3,0	6,0	32,4
Freizeit	985	4,7	5,0	1,6	4,0	6,0	36,6
Gesundheit	998	3,4	3,0	1,7	2,0	5,0	12,1
familiäre Situation	988	5,1	6,0	1,8	4,0	7,0	54,4
Beziehung zu Freunden, Nachbarn, Bekannten	993	5,2	6,0	1,6	4,0	6,0	54,3
Insgesamt in Ihrem Leben	999	4,7	5,0	1,4	4,0	6,0	31,9
Lebensbereich	Anzahl	MW	Median	SD	25 %-Perzentile	75 %-Perzentile	Noten 1 oder 2 Anteil (%)
Transformation in Noten und Sortierung nach dem Mittelwert							
Wohnsituation	999	2,3	1,8	1,5	1,0	2,7	62,5
Beziehung zu Freunden, Nachbarn, Bekannten	993	2,5	1,8	1,4	1,8	3,5	54,3
familiäre Situation	988	2,6	1,8	1,5	1,0	3,5	54,4
Freizeit	985	2,9	2,7	1,4	1,8	3,5	36,6
Insgesamt in Ihrem Leben	999	2,9	2,7	1,2	1,8	3,5	31,9
finanzielle Lage	999	3,2	2,7	1,5	1,8	4,3	32,4
Arbeitssituation	825	3,3	3,5	1,6	1,8	4,3	28,1
Gesundheit	998	4,0	4,3	1,5	2,7	5,2	12,1
Mittelwert	**1002**	**3,0**	**2,9**	**0,9**	**1,9**	**3,5**	**25,5**

subjektiv wichtigen Bereiche umfassend und heuristisch „nach Bauchgefühl" bewertet) ist aber auch ohne Wahrnehmungsverzerrung nicht das Gleiche wie eine rechnerische Mittelwertbildung über eine bescheidene Selektion von Zufriedenheiten in wenigen Lebensbereichen.

5.4.2 Gesundheitsinstitutionen

Es wurde nach der Zufriedenheit mit Institutionen, Situationen und Umständen gefragt, die mit der Gesundheit zu tun haben. „Im Folgenden nennen wir Ihnen einige Institutionen, die sich mit der Erforschung und Behandlung der MS beschäftigen, oder die Ihr Leben unmittelbar beeinflussen. Geben Sie bitte den genannten Institutionen Noten zwischen 1 (= sehr gut) und 6 (= sehr schlecht). Bitte denken sie nicht lange darüber nach, sondern geben Sie einfach die Note, die Ihnen spontan einfällt." Die Tabelle 5.7 zeigt die Ergebnisse.

Folgende Institutionen/Situationen sollten bewertet werden: „Mein ambulant behandelnder Neurologe, die DMSG Berlin, das Leben innerhalb der Familie, der Kontakt

Tabelle 5.7: Institutionen, Situationen und Umstände im Zusammenhang mit MS und deren Benotung. Angeben sind Noten und deren Mittelwerte, Mediane, Standardabweichungen, Quartile und Anteile von Betroffenen, welche die Noten 1 oder 2 vergeben haben. Erläuterung der Abkürzungen im Text.

Institution/Situation	Anzahl (n)	MW	Median	SD	25%-Perzentile	75%-Perzentile	Noten 1 oder 2 Anteil (%)
Neurologe	940	2,2	2,0	1,1	1,0	3,0	68,2
DMSG	911	2,3	2,0	1,2	2,0	3,0	64,5
Familie	910	2,3	2,0	1,2	1,0	3,0	64,0
Freunde	935	2,4	2,0	1,3	1,0	3,0	61,6
Hausarzt	844	2,7	2,0	1,3	2,0	3,0	50,2
Befragung	893	2,8	3,0	1,1	2,0	3,0	42,8
Universität	850	2,9	3,0	1,2	2,0	4,0	40,4
Leben	924	3,2	3,0	1,2	2,0	4,0	29,8
Krankenkasse	937	3,3	3,0	1,3	2,0	4,0	29,1
Nichtbetroffene	855	3,3	3,0	1,3	2,0	4,0	30,2
Finanzen	920	3,4	3,0	1,4	2,0	4,0	30,4
Gesundheit	933	3,4	3,0	1,2	3,0	4,0	24,3
Beruf	727	3,8	4,0	1,6	2,0	5,0	28,3
Landesregierung Berlin	918	4,4	5,0	1,2	4,0	5,0	5,6
Bundesregierung	916	4,5	5,0	1,2	4,0	6,0	4,0
Mittelwert	**999**	**3,1**	**3,1**	**0,7**	**2,6**	**3,5**	**18,5**
Insgesamt im Leben	**999**	**2,9**	**2,7**	**1,2**	**1,8**	**3,5**	**31,9**

zu Freunden, der ambulant behandelnde Hausarzt, diese Befragung, Universitäten und Forschungseinrichtungen, das gesamte momentane Leben, Krankenkasse Nichtbetroffene, zu denen Sie gelegentlich Kontakt haben (Verkäufer, Postbote, etc.); die finanzielle Situation, der allgemeine Gesundheitszustand, die berufliche Situation, die Landesregierung Berlin, die Bundesregierung". Berechnet wurde daraus die mittlere Zufriedenheit über alle Institutionen, zum Vergleich aus den Lebensbereichen: Zufriedenheit insgesamt im Leben (in Noten transformiert).

Die größte Zufriedenheit („gut") wurde gegenüber Neurologen und der DMSG empfunden, gefolgt von Familie und Freunden. Am unzufriedensten waren die Befragten gegenüber Bundesregierung und Landesregierung (ungenügend und ausreichend) und gegenüber der beruflichen Situation (ausreichend). Die Befragung selbst wurde als „befriedigend" empfunden, das Leben insgesamt als gut.

Schließlich wurde gemittelt über alle Institutionen/Situationen die mittlere Zufriedenheit berechnet (MW 3,1; SD 0,7) und die Anteile der Noten ermittelt. Note 1 konnte 1,6%, Note 2 16,9%, Note 3 53,5%, Note 4 24,8%, Note 5 2,8% und Note 6 0,2% der Befragten zugeordnet werden.

Im Vergleich zu 1996 waren die Befragten 2006 etwas unzufriedener mit den Institutionen Tabelle 5.8. Der Notendurchschnitt 1996 lag bei 2,8 und 2006 bei 3,1. Zu den „Gewinnern" 2006 (Aufstieg in der Rangfolge, also relative Verbesserung) gehörten Neurologen, Universitäten/Forschungseinrichtungen, Krankenkassen und die Institution Familie. Zu den „Verlierern" (Abstieg in der Rangliste) gehörten Hausärzte,

Tabelle 5.8: Vergleich der Zufriedenheit mit den Institutionen 1996 und 2006. Ermittlung der Rangplätze und der Rangdifferenzen. Negative Rangdifferenzen zeigen an, dass 2006 eine relativ zu den anderen Institutionen schlechtere Benotung stattgefunden hat.

Benotung von Institutionen/Situationen	DMSGS2006		DMSGS1996		Rangdifferenz Jetzt besser (+) schlechter (–) unverändert (0)
	MW	Rang-platz	MW	Rang-platz	
Ambulant behandelnder Neurologe	2,2	1	2,3	5	**4**
DMSG Berlin	2,3	2	2,0	2	**0**
Leben innerhalb der Familie	2,3	3	2,2	4	**1**
Kontakt zu Freunden	2,4	4	2,2	3	**−1**
Ambulant behandelnder Hausarzt	2,7	5	1,8	1	**−4**
Diese Befragung	2,8	6	2,4	6	**0**
Universitäten und Forschungseinrichtungen	2,9	7	2,7	9	**2**
Gesamtes momentanes Leben	3,2	8	2,7	8	**0**
Kontakt zu Nichtbetroffenen	3,3	9	2,5	7	**−2**
Krankenkassen	3,3	10	2,9	12	**2**
Allgemeiner Gesundheitszustand	3,4	11	2,9	11	**0**
Finanzielle Situation	3,4	12	2,8	10	**−2**
Berufliche Situation	3,8	13	3,3	13	**0**
Landesregierung Berlin	4,4	14	4,4	14	**0**
Bundesregierung	4,5	15	4,5	15	**0**
Mittelwerte	**3,1**	**8,0**	**2,8**	**8,0**	**0,0**

Nichtbetroffene, Finanzen und Freunde. Unverändert auf ihren Rangplätzen blieben die Institutionen DMSG Berlin, ‚diese Befragung', das Leben insgesamt, Gesundheitszustand, berufliche Situation, Landesregierung und Bundesregierung. Ein Teil der Daten zur Zufriedenheit mit Gesundheitsinstitutionen wurden auf dem ENS-Kongress 2007 vorgestellt [39].

Gehfähige ohne Rollstuhlabhängigkeit hatten eine signifikant höhere Zufriedenheit allgemein mit der Gesundheit (p = 1E-8; MW 3,2; SD 1,2; n 679), mit dieser Befragung (p = 9E-5; MW 2,7; SD 1,1; n 653), mit der DMSG (p = 1E-3; MW 2,3; SD 1,1; n 668) als Rollstuhlabhängige: Allgemeine Gesundheit (MW 3,8; SD 1,3; n 236), diese Befragung (MW 3,0; SD 1,3; n 224), DMSG (MW 2,5; SD 1,2; n 224). Keine signifikanten Zusammenhänge mit der Rollstuhlabhängigkeit zeigten die mittlere Zufriedenheit über alle Institutionen, die Zufriedenheit mit dem Hausarzt und die Zufriedenheit mit dem gesamten momentanen Leben.

5.4.3 Informationsquellen

Die Zufriedenheit mit Informationsquellen, bezogen auf MS, sollte bewertet werden. „Woher erhalten Sie Informationen über MS? (Mehrfachantworten sind möglich). Wie zufrieden sind Sie mit den Informationsquellen?" Bewertet wurde nach dem Notensystem von 1 bis 6. Bewertet werden sollten die folgenden Informationsquellen: Tageszeitung, Radio und TV, Internet, Hausarzt, Neurologe, DMSG, Apotheke, Klinik, Facharzt (nicht Neurologe), Zeitschriften, andere. Zusätzlich wurde der Mittelwert

Tabelle 5.9: Zufriedenheit mit Informationsquellen. Angegeben sind Noten und deren Mittelwerte, Mediane, Standardabweichungen und Quartile, sowie die Anteile von Befragten, die eine Bewertung von Note 1 oder 2 abgaben. Nähere Erläuterung der Abkürzungen und Inhalte siehe im Text. Die letzte Zeile (Mittelwert) bezeichnet die mittlere Zufriedenheit über alle Informationsquellen gerechnet).

Informationsquelle	Anzahl (n)	MW	Median	SD	25%-Perzentile	75%-Perzentile	Noten 1 oder 2 Anteil (%)
DMSG	917	1,9	2,0	1,0	1,0	2,0	78,8
Neurologe	895	2,2	2,0	1,1	1,0	3,0	66,6
Internet	665	2,3	2,0	1,2	1,0	3,0	68,0
Klinik	602	2,9	3,0	1,5	2,0	4,0	47,5
Zeitschriften	688	3,3	3,0	1,3	2,0	4,0	27,2
Hausarzt	670	3,4	3,0	1,4	2,0	4,0	29,4
Apotheke	663	3,6	4,0	1,5	2,0	5,0	25,3
Facharzt	477	3,7	4,0	1,4	3,0	5,0	19,9
TV, Radio	788	3,8	4,0	1,3	3,0	5,0	13,3
Andere	362	3,8	4,0	1,5	3,0	5,0	21,3
Tageszeitung	756	4,0	4,0	1,4	3,0	5,0	12,6
Mittelwert	**990**	**2,9**	**3,0**	**0,9**	**2,3**	**3,5**	**29,8**

über alle bewerteten Informationsquellen berechnet. Die Ergebnisse sind in Tabelle 5.9 zusammengefasst.

Sehr gute und gute Informationsquellen waren in den Augen der Betroffenen die DMSG, die Neurologen und das Internet. Insbesondere Apotheken, Fachärzte (nicht Neurologen), TV/Radio, Tageszeitung und andere Informationsquellen führten zu einer geringen Zufriedenheit der Befragten (Note ausreichend).

Die hohe Zufriedenheit mit dem Internet und die hohe Konsultationshäufigkeit (376 bzw. 40% nutzten regelmäßig und 278 bzw. 29% gelegentlich das Internet!) zeigt die Bedeutung dieses Mediums. Die Gefahr besteht allerdings, dass die Qualität der Informationen aus dem Internet, die quellenabhängig sehr unterschiedlich ist, nicht ohne weiteres den Websites angesehen werden kann und damit ein erhebliches Maß an Fehlinformation auftreten könnte. Hier wären sicherlich Schulungen hilfreich, wo trainiert wird, wie man effektiv recherchiert. Ein Beispiel für eine verlässliche Quelle ist www.dmsg.de, da diese regelmäßig vom ärztlichen Beirat der DMSG (Bundesverband) aktualisierte Informationen enthält. Auch die Sites der DGN (Deutsche Gesellschaft für Neurologie) www.dgn.org bieten verlässliche Informationen. Leitlinien finden sich auch über www.awmf-leitlinien.de. Trotz Verlässlichkeit dieser Quellen wird hiermit dringend empfohlen die Inhalte mit fachkompetenten Personen (z. B. mit Neurologen oder mit Angestellten der DMSG-Landesverbände) zu besprechen, da sonst Missverständnisse drohen; naturgemäß sind Sprache und Zusammenhang der Inhalte dieser Quellen oft nicht für Laien konzipiert. Ein Teil der Daten zur Zufriedenheit mit den Informationsquellen wurden als Poster auf dem European Neurological Society (ENS)-Kongress 2007 vorgestellt [39].

Die mittlere Zufriedenheit über alle Informationsquellen zeigte keinen signifikanten Zusammenhang mit der Rollstuhlabhängigkeit.

5.4.4 Jemand zum Reden über Probleme

Bei dieser Frage sollten die MS-Betroffenen bewerten, wie zufrieden sie mit verschiedenen Personen sind, mit denen Sie über ihre Ängste, Probleme und Sorgen reden können. „Mit wem können Sie über Ihre Probleme, Ängste und Sorgen in Bezug auf Ihre MS-Erkrankung reden? Wie zufrieden sind Sie dabei in den folgenden Bereichen? Vergeben Sie Schulnoten von 1 (= zufrieden) bis 6 (= sehr unzufrieden)."

Beurteilt werden sollten: Physiotherapeut/Krankengymnast, Neurologe, Familie, Freunde, Psychotherapeut, Hausarzt, DMSG Berlin, Selbsthilfegruppe, Andere Ärzte, Heilpraktiker, Pflegepersonal/Zivildienstleistende, Pfarrer/Seelsorger. Schließlich wurde die mittlere Zufriedenheit über alle Personen(gruppen) ermittelt.

Etwa 98 % (996) bewerteten bei diesen Fragen Personen und Personengruppen/Institutionen hinsichtlich der Zufriedenheit, mit ihnen über MS-bezogene Sorgen reden zu können. Die Zufriedenheit war im Mittel ‚gut' (2,3).

Offenbar konnten die Betroffenen über ihr Sorgen, Probleme und Ängste in Bezug auf die MS am besten mit Physiotherapeuten und Neurologen, ähnlich gut mit ihrer Familie, mit Freunden und mit Psychotherapeuten reden. Am wenigsten geeignet zum Reden empfanden die Betroffenen schließlich Pfarrer/Seelsorger und Pflegekräfte (Noten 3 bis 4, also befriedigend bis ausreichend). Die Tabelle 5.10 fasst die Ergebnisse zusammen.

Eine weitere Frage beschäftigte sich damit, wer sonst noch als Person des Vertrauens zum Reden über Probleme in Frage kommt. Am häufigsten wurden dabei Partner (16), Therapeuten/Betreuende/Sozialarbeiter (10), andere Betroffene (7), Bekannte/ Nachbarn/Kollegen (6) genannt, seltener Alternativmediziner, Internet/Chat. Von den insgesamt 59 handschriftlichen Einträgen bezogen sich 14 auf andere, seltener genannte Personenkreise oder waren nicht zuordenbar.

Tabelle 5.10: Mit wem die Befragten in Bezug auf ihre MS-Erkrankung reden können. Angegeben sind Noten und deren Mittelwert, Median, Standardabweichung und Quartile. Mittelwert (letzte Zeile) bezeichnet die Notenmittelung über alle Personenkreise.

Personenkreisr	Anzahl	MW	Median	SD	25%-Perzentile	75%-Perzentile	Noten 1 oder 2 Anteil (%)
Physiotherapeut	599	2,0	2,0	1,1	1,0	2,0	76,8
Neurologe	907	2,2	2,0	1,3	2,0	3,0	68,6
Familie	932	2,3	2,0	1,4	1,0	3,0	64,5
Freunde	864	2,4	2,0	1,3	1,0	3,0	59,7
Psychotherapeut	208	2,4	2,0	1,7	1,0	3,0	66,8
Hausarzt	638	2,5	2,0	1,3	2,0	3,0	58,5
DMSG	513	2,7	2,0	1,4	2,0	3,0	51,5
Selbsthilfegruppe	323	2,7	2,0	1,7	1,0	4,0	58,5
Andere Ärzte	377	2,8	3,0	1,3	2,0	4,0	46,9
Heilpraktiker	136	2,8	2,0	1,8	1,0	4,0	55,1
Pflegepersonal	160	3,1	3,0	1,8	2,0	5,0	45,0
Pfarrer/Seelsorger	101	3,7	3,0	1,9	2,0	6,0	31,7
Mittelwert	**996**	**2,3**	**2,3**	**0,9**	**1,7**	**2,8**	**60,3**

Alle Zufriedenheits-Bewertungen zeigten keine signifikante Abhängigkeit von der Tatsache, ob jemand im Rollstuhl saß oder nicht.

5.5 Zufriedenheit mit dem Berliner Landesverband der DMSG

Von den Befragten nutzten 376 (39,6%) regelmäßig und 278 (29,3%) gelegentlich das Internet, 295 (31,1%) nutzten das Internet nicht. Insgesamt wurde also von über 70% der Befragten das Internet benutzt. Zur Zufriedenheit mit dem Internet als Informationsquelle und mit anderen Informationsquellen, siehe im Kapitel *Informationsquellen*. Dort lag die DMSG gefolgt von den Neurologen als Informationsquelle an der Spitze, was Zufriedenheit anging im Vergleich mit Tageszeitung, Fernsehen, Radio, Hausarzt, Internet, Apotheke, Klinik, Facharzt (nicht Neurologe), Zeitschriften und andere Informationsquellen.

Von den 570 DMSG-Mitgliedern, die auf die Frage, ob sie ihre Vorstellungen in den Leistungen der DMSG umgesetzt sahen, antworteten, bejahten dies 462 (81%), während 108 (19%) die Frage verneinten. Die überwiegende Mehrheit war also mit den Leistungen der DMSG zufrieden. Auf die Frage, was denn fehlte, machten 119 Personen Angaben (davon 85 interpretierbar): 31 schlugen mehr Informationen und Beratung vor, 13 mehr Therapieangebote, 5 wünschten mehr Kursangebote und 6 mehr Hilfen für den Beruf, 11 wünschten mehr Angebote für die Freizeit (einschließlich Reisen). Die anderen Angaben waren unspezifisch oder unrealistisch (19) oder betrafen Einzelmeinungen.

Die Zufriedenheit mit dem aktuellen Angebot des DMSG-Landesverbandes wurde mit der folgenden Frage erfasst: „Ich bin mit dem aktuellen Angebot des DMSG-Landesverbandes Berlin insgesamt sehr unzufrieden (Skalenwert 1) sehr zufrieden (Skalenwert 7)". Bewertet wurde auf einer 1–7-Skala. Hierbei ergab sich ein MW von 4,8 (n = 881; Median 5; SD 1,6; 25%-Perzentile 4,0; 75%-Perzentile 6,0, 41,1% vergaben Punktwerte 6 oder 7). In Noten ausgedrückt entsprach die Bewertung einer Note 2,8 (Median 2,7, SD 1,4, 25%-Perzentile 1,8 75%-Perzentile 3,5; 41,1% mit Note 1 oder 2). Erstaunlich ist, dass wenn mit einer [1; 7]-Skala und im Kontext zu Finanzen (Fragen vorher betrafen Einkommen und Kosten) nach Zufriedenheit mit der DMSG gefragt wird, die Zufriedenheiten als nicht so überragend angegeben werden. Möglicherweise spielen hier Kontextfaktoren und Skalenkonstruktion bei der Beantwortung der Frage eine Rolle (im Kontext zu anderen Institutionen und auf einer Notenskala von 1 bis 6 hat die DMSG Berlin eine deutlich bessere Benotung erhalten, siehe im Kapitel *Gesundheitsinstitutionen*). Es müssen im Rahmen von Befragungen zu den einzelnen Fragen immer der aktuelle Kontext und die Fragetechnik berücksichtigt werden; über Bahnungseffekte berichteten wir ausführlich im Kapitel *Glück, Wohlbefinden,*

Zufriedenheit und Lebensqualität allgemein. Die Zufriedenheit mit dem Angebot der DMSG zeigte keinen signifikanten Zusammenhang mit der Rollstuhlabhängigkeit.

Die Bewertung der DMSG als Informationsquelle war besser als die Bewertung der DMSG als Anbieter von Angeboten. Auf die Frage nach Verbesserungen, die sich die Mitglieder vorstellen könnten gaben 139 Befragte Verbesserungsvorschläge ab. Davon waren 98 interpretierbar und auswertbar. Am häufigsten wünschten sich die Betroffenen noch mehr Informationen und Beratung (35 Einträge), 17 Einträge betrafen unspezifische („ein besseres Angebot" o. ä.) oder unrealistische Wünsche („individuelle Rechtsberatung durch einen Anwalt"), 12 Einträge betrafen die Erweiterung des Therapieangebots, 7 weitere die Erweiterung von Kursangeboten, weitere 7 Freizeitangebote, 6 wünschten sich eine Filialeneröffnung in der Nähe oder anderweitigen leichteren räumlichen Zugang, 5 wünschten Arbeitsplatzangebote über die DMSG zu erfahren oder Arbeitshilfen zu erhalten, 3 wünschten sich mehr Angebote für Betroffene jüngeren Alters, zwei hätten gerne, dass mehr alternative Heilmethoden propagiert werden, zwei baten um mehr Angehörigenunterstützung, zwei wollten gerne mehr über Möglichkeiten des Wohnens mit Behinderung erfahren. Die anderen Inhalte betrafen Einzelwünsche.

Wir interessierten uns für die Frage „Was ist beim Angebot der DMSG Berlin für Sie persönlich wichtig?" Diese Frage ist für den Landesverband interessant. Wenn die Bedürfnisse der Mitglieder bekannt sind, kann gegebenenfalls das Angebot den Bedürfnissen entsprechend angepasst werden. Die gültige Fallzahl von DMSG-Mitgliedern lag zwischen 747 und 955, je nach Fragebogen-Item. Am wichtigsten erschienen den Befragten Information, Kontakt bei Bedarf, Vorträge und Seminare über aktuelle Themen. Am unwichtigsten erschienen den Mitgliedern regelmäßige Kontakte, Freizeitangebote und Körpertherapie. Die Daten sind in Tabelle 5.11 dargestellt und wurden teilweise als Poster auf dem ENS-Kongress 2007 präsentiert [39].

Die folgende Frage zielte auf die Zufriedenheit der DMSG-Mitglieder mit der Mitgliederzeitschrift Kompass, die von der DMSG Berlin herausgegeben wird. Auf einer 7-Punkte-Skala (1 sehr unzufrieden bis 7 sehr zufrieden) sollte eine Bewertung abgegeben werden. Es lagen 974 gültige Fälle vor. Im Mittel wurde der Punktwert von 5,1 abgegeben (äquivalente Note: 2,6) mit einem Median von 6 Punkten (äquivalente Note: 1,8). Rund 54% vergaben 6 oder 7 Punkte (Noten 1 oder 2) und rund 12% vergaben 1 oder 2 Punkte (Noten 5 oder 6). Auf die Frage, welche bestimmten persönlichen Interessen bisher in der Zeitschrift nicht berücksichtigt wurden, gaben 110 der Befragten Angaben. Hierbei dominierten Wünsche zu Hobby und Freizeit einschließlich Reisen (23 Einträge), zu alternativen Heilmethoden (17 Einträge), zu Neuigkeiten

Tabelle 5.11: Wichtigste Angebote der DMSG Berlin. Anteil der Befragten, die die Items mit „sehr wichtig" und „auch wichtig" bewerteten. Inhalte sortiert nach Häufigkeit.

Lfd.	Inhalt	Anteil (%)
1	Information	99,7
2	Kontakt bei Bedarf	95,8
3	Vorträge	87,3
4	Seminare über aktuelle Themen	85,8
5	Politische Interessenvertretung	83,8
6	Unterstützung bei Behörden und Ämtern	80,9
7	Persönliche Betreuung	76,4
8	Psychologische Unterstützung	72,6
9	Austausch mit Betroffenen	71,7
10	Persönliche Kontakte	68,2
11	Körpertherapie	65,4
12	Freizeitangebote	56,3
13	Regelmäßiger Kontakt	52,9

aus der Medizin (12 Einträge), zum Berufsleben (9 Einträge), zu Hilfsmitteln (4 Einträge), die anderen Einträge betrafen schwer interpretierbare Wünsche, Anmerkungen, die nicht die Frage beantworteten und Einzelwünsche. Die Zufriedenheit mit dem Kompass war bei Rollstuhlfahrern und Gehfähigen nicht signifikant unterschiedlich.

5.6 Gesundheitsbezogene Lebensqualität

5.6.1 Lebensqualität bei chronischer Krankheit

Die gesundheitsbezogene Lebensqualität gilt in der Bevölkerung für viele als klar abhängig von der Behinderung, der Prognose und dem „Image" einer Erkrankung. Dies gilt aber nicht für alle Bereiche der gesundheitsbezogenen Lebensqualität. Bei der Lebensqualität gehen sowohl die Zufriedenheit mit dem Gesundheitszustand als auch „objektive" Einschränkungen (vor allem im psychosozialen Umfeld) mit ein. Wenn man die Betroffenen selbst befragt, wie sie ihre Lebensqualität einschätzen, dann ist oft die empfundene Lebensqualität besser als dies von Fremden eingeschätzt werden würde. Gesundheitsbezogene Lebensqualität hat krankheitsspezifische Aspekte; es ist eben nicht so, dass eine schwere chronische Erkrankung immer gleichbedeutend mit niedriger Lebensqualität sein muss. Zum Beispiel im Vergleich zweier chronischer Erkrankungen bei relativ jungen Erwachsenen, Epilepsie und MS [40] zeigte sich eine signifikant schlechtere Lebensqualität von MS-Kranken gegenüber Epilepsiekranken in der SF-36.

Andere schwere und potentiell tödliche Krankheiten können sogar eine bessere Lebensqualität zulassen als die MS, was in Tabelle 5.12 deutlich wird [30]. Die Krankheitsschwere oder das Sterberisiko führen also nicht unbedingt automatisch zu einem Einbruch bei der empfundenen Lebensqualität. Akutereignisse (Diagnose mitgeteilt bekommen) klingen eben schnell in ihrer Bedeutung für die Lebensqualität ab, ähnlich wie das Glückserleben nur kurzfristig durch akute Glücks- oder Unglücksereignisse ausgelenkt wird, wie im Kapitel *Glück, Wohlbefinden, Zufriedenheit und Lebensqualität* erläutert.

Diese schlechtere gesundheitsbezogene Lebensqualität (nicht krankheitsspezifisch, da die SF-36 eine generische Skala ist) betraf die Dimensionen körperliche Funktionen, Rollenfunktion körperlich, allgemeine Gesundheitswahrnehmung, soziale Funktion und Vitalität. Keine signifikanten Unterschiede ergaben sich in den Dimensionen körperliche Schmerzen, psychisches Wohlbefinden, Rollenfunktion emotional. Hier handelt es sich wie bereits gesagt um die selbst empfundene und angegebene Lebensqualität der Erkrankten, wie das bei der Lebensqualitätsmessung üblich ist.

Tabelle 5.12: Beispiele von SF-36-Subskalen bei verschiedenen chronischen Erkrankungen. MS-Kranke haben eine vergleichbar schlechte Lebensqualität. Hohe Punktewerte bedeuten hohe Lebensqualität.

	MS	Gelenkrheuma	Behinderungen der Arme	Krebs
AGES	38	50	41	53
KÖFU	34	63	50	77
SOFU	60	78	72	79
PSYC	56	68	67	69

Wenn rein nach Zufriedenheit gefragt wird, geht eher eine kognitive Bilanzierung zwischen Ist-Zustand und Soll-Zustand ein, wobei der Ist-Zustand der subjektiven Anschauung unterliegt und der Soll-Zustand subjektiv vorgegeben wird. Obwohl also hier eine wenig emotionale Bewertung abgegeben wird, im Gegensatz zur Frage nach „wie glücklich sind Sie bezüglich Ihres Gesundheitszustand", wo eine emotionale spontane Antwort erwartet wird, ohne Ist-Soll-Differenzberechnung, ist sie dennoch subjektiv.

Dass die Größen Glück, Lebensqualität und Zufriedenheit nicht klar voneinander abgegrenzt werden können, haben wir bereits im Kapitel *Glück, Wohlbefinden, Zufriedenheit und Lebensqualität* diskutiert.

5.6.2 Gesundheitsbezogene Lebensqualität in der vorliegenden Studie

In diesem Kapitel sollen die Ergebnisse der vorliegenden Studie DMSGS2006 präsentiert werden.

EQ5D-Index und EQ5D-VAS. EQ5D-Index und EQ5D-VAS liefern Maße für die Utility (Lebensqualitätsindex mit Werten zwischen 0 und 1). Der EQ5D-Index war leicht beeinträchtigt bei den Befragten (MW 0,73; Median 0,79; SD 0,27; 25 %-Perzentile 0,70; 75 %-Perzentile 0,89). Noch etwas schlechter war die Selbstbeurteilung anhand der Visuellen Analog-Skala (EQ5D-VAS), mit insgesamt mäßigen Beeinträchtigungen der Lebensqualität(MW 0,59; Median 0,60; SD 0,21; 25 %-Perzentile 0,40; 75 %-Perzentile 0,76).

Die EQ5D-VAS korrelierte mit den 5 Dimensionen der EQ5D. In Absteigender Reihenfolge ergaben sich für die Korrelationskoeffizienten und p-Werte folgende Ergebnisse: Beweglichkeit und Mobilität (−0,59; 1E-6); Alltagsaktivitäten (−0,57; 1E-6); für sich selbst sorgen (−0,52; 1E-6); Schmerzen und körperliche Beschwerden (−0,37; 1E-6); Angst und Niedergeschlagenheit (−0,26; 1E-6). Die generelle gesundheitsbezogene Lebensqualität (EQ5D-VAS) bei den hier befragten MS-Kranken hängt offensichtlich mehr zusammen mit den EQ5D-Dimensionen Beweglichkeit, Alltagsaktivitäten und Selbstversorgung als mit Schmerz und psychischen Problemen. Der EQ5D-Index korrelierte mit der EQ5D-VAS hochsignifikant ($r = 0{,}58$; $p = 7E\text{-}79$).

Je länger die Krankheitsdauer, desto schlechter die Lebensqualität in der EQ5D-VAS, desto niedriger die Werte in dieser Skala, $r = -0{,}21$, $p < 1E\text{-}6$. So hatten Betroffene mit einer Krankheitsdauer von 10 Jahren oder weniger einen Wert von 68,1 (MW 68,1; SD 19,8; n 259) im Vergleich zu denen mit einer Krankheitsdauer von mehr als 10 Jahren (MW 55,0; SD 21,0; n 495).

Tabelle 5.13: EQ5D-Skalen, F1-körperlich und davon abgeleiteter EDSS in Abhängigkeit von der Rollstuhlabhängigkeit.

	Nicht rollstuhl-abhängig MW	Nicht rollstuhl-abhängig SD	Rollstuhl-abhängig MW	Rollstuhl-abhängig SD	U-Test p
EQ5D-Index	0,8	0,2	0,5	0,3	3,00E-55
EQ5D-VAS	0,7	0,2	0,4	0,2	4,00E-42
F1	−0,7	0,7	1,0	0,4	3,00E-104
EDSS	2,5	2,0	7,0	2,0	2,00E-129

Beide EQ5D-Skalen waren signifikant abhängig vom Rollstuhlstatus (Tabelle 5.13). Zum Vergleich sind die Werte der körperlichen Funktionsstörung F1-körperlich und geschätzter EDSS mit dargestellt.

MSQOL-54 und SF-36. Die in der vorliegenden Studie wichtigste, da spezifische, Lebensqualitätsskala ist die MSQOL-54. Es wurden sowohl die Subskalen als auch die Summenskalen ausgewertet. Da die dort generierten Zahlen im Kontext gesehen werden müssen, wurden auch die verfügbaren Daten aus vergleichbaren Befragungs-Studien eingearbeitet. Dies ermöglicht direkte Vergleiche. In der Tabelle 5.14 sind die für die Bewertung zugrunde liegenden Daten und die verwendeten Abkürzungen zusam-

Tabelle 5.14: MSQOL-Ländervergleich. Vergleichsstudien: DMSGS2006 vorliegende Berliner DMSG-Studie; Sachsen2003 DMSG-Befragung in Sachsen2003; Normstichprobe [30]; BGS 98 Bundesgesundheitssurvey 1998 [43]; DMSGS2006 EDSS $\leq$ 4: Subgruppe der DMSGS2006 mit EDSS $\leq$ 4.0; NRW2004 DMSG-Befragung in NRW2004; NRW2004 $\leq$ 4 Subgruppe der NRW2004 mit EDSS $\leq$ 4.0. Subskalen und Summenskalen der MSQOL-54 im Vergleich zwischen den verschiedenen Studien. KÖFU körperliche Funktionen; KÖRO körperliche Rolleneinschränkung; EMRO emotionale Rolleneinschränkung; SCHM Schmerz, PSYCH psychisches Wohlbefinden; VIT Vitalität; AGES allgemeine Gesundheitswahrnehmung; SOFU soziale Funktionen; KOGFU kognitive Funktionen; GESOR Gesundheitsorientierung, -belastung; SEFU Sexualfunktionen; GESÄN Gesundheitsänderung; ZUSEX Zufriedenheit mit dem Sexualleben; GESQOL gesamte Lebensqualität; PHCS körperliche Lebensqualität, körperliche Summenscore, Physical Health Composite Score; MCHS mentale Lebensqualität (psychisch und kognitiv), mentaler Summenscore, Mental Health Composite Score. Statistische Größen: MW Mittelwert; SD Standardabweichung. Wenn Daten nicht mit einer Nachkommastelle gefunden werden konnten, wurden die glatten Zahlen ohne Nachkommastellen verwendet. Leere Zellen bedeuten Datenlücken (keine Daten verfügbar).

Faktor	Berlin2006 DMSGS2006			Sachsen2003			Normstich-probe		BGS 98	DMSGS 2006 EDSS $\leq$ 4	NRW 2004	NRW 2004 EDSS $\leq$ 4
	MW	SD	N	MW	SD	N	MW	SD	MW	MW	MW	MW
KÖFU	49,5	34,7	984	33,5	31,6	715	83,8	23,6	86	70	45	70
KÖRO	41,0	40,8	957	28,9	37,1	671	81,2	33,8	81	56	37	52
EMRO	59,0	44,5	938	49,2	44,3	626	88,2	28,3	89	65	59	66
SCHM	54,0	13,4	1009	57,2	29,2	745	77,2	28,5	68	57	61	70
PSYCH	62,6	19,5	993	56,4	20,2	721	72,8	17,3	71	64	61	64
VIT	42,9	13,7	993	36,3	17,8	722	61,8	19,2	60	45	40	45
AGES	43,7	18,8	1010	37,7	18,8	753	66,2	21,0	67	48	45	50
SOFU	52,9	17,9	992	59,6	25,7	740	87,7	19,5	86	54	63	72
KOGFU	56,3	17,3	997	53,6	18,3	729				57		
GESOR	50,7	16,6	988	44,8	18,4	725				54		
SEFU	63,5	31,8	866	57,9	33	581				69		
GESÄN	43,6	23,1	987							50		
ZUSEX	53,6	22,8	867	54,7	24,9	557				57		
GESQOL	61,7	21,3	985							69		
PHCS	50,2	16,3	792							57		
MHCS	59,5	19,6	896							63		

mengefasst. Zur Profildarstellung wurden aus diesen Daten Kurven gezeichnet, die in Abb. 5.6 zu finden sind.

Im Studienvergleich zeigten sich im Profil der Subskalen der MSQOL-54 Unterschiede. Körperliche Funktionen, körperliche Rollen, soziale Funktionen und emotionale Rollen differenzierten am besten zwischen Gesunden, leichten MS-Verläufen (EDSS $\leq$ 4.0) und den gesamten MS-Kollektiven der Studien DMSGS2006, Sachsen2003 und NRW2004. Die Lebensqualität der MS-kranken Sachsen waren in den meisten Lebensqualitäts-Subskalen der MSQOL-54 am meisten reduziert, gefolgt von Nordheinwestfalen und Berlin; die beiden letztgenannten unterschieden sich kaum in den Profilen. MS-Patienten insgesamt hatten in den meisten Subskalen eine geringere Lebensqualität als die Normstichprobe (so weit Daten verfügbar). Leichter und schwerer betroffene Patienten unterschieden sich dabei nicht sehr ausgeprägt voneinander; bis auf KÖFU, KÖRO, EMRO, SOFU, gefolgt von VIT und AGES. SOFU war in der DMSGS2006 auch bei den Leichtbetroffenen (EDSS $\leq$ 4.0) stark eingeschränkt.

Die SF-36-Skala ist ein Teil der MSQOL-54. In [41] wurde neben den Subskalen der SF-36 in der Validierungsgruppe (n = 51) der Summenscore der SF-36 verwendet, wo alle Items so gepolt waren, dass höhere Werte gute Lebensqualität bedeuteten, so dass die Summe aller Items ein Maß für die globale Lebensqualität der SF-36 war. Die Bewertung erfolgte anhand der 25 %- und 75 %-Perzentilen.

- Ein Summenwert von unter 88 wurde als „niedrige Lebensqualität",
- Summenwerte zwischen 88 und 105 als „mittlere Lebensqualität"
- und Werte über 105 als „hohe Lebensqualität" interpretiert.

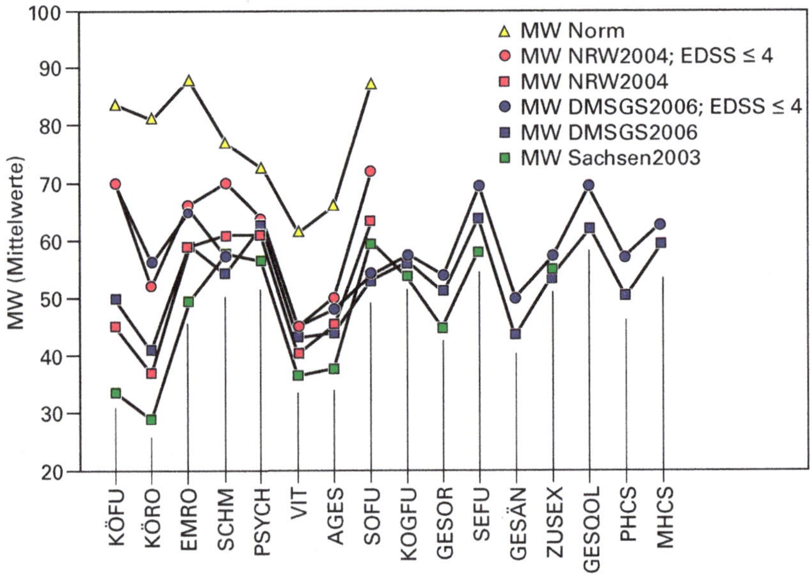

Abb. 5.6: MSQOL-Ländervergleich. Kurvenabbrüche, wenn keine Daten vorhanden (in den meisten dargestellten Studien beschränkt auf SF-36-Teil der MSQOL-Fragen).

In der Gesamtgruppe wurde der SF-36-Summenwert abgeschätzt durch eine Regressionsgleichung:

$$\text{SF-36präd} = 144{,}1 - 13{,}1 \cdot \text{Depress} - 10{,}5 \cdot \text{EDSS} + 0{,}6 \cdot \text{Krankheitsdauer};$$

mit SF-36präd = prädizierter SF-36-Summenscore; Depress = Depressionsscore [41]; EDSS = EDSS-Schätzwert anhand von F1-körperlich [42]; Krankheitsdauer in Jahren.

Die Definitionen von niedriger, mittlerer und hoher Lebensqualität waren identisch mit denen der Validierungsgruppe mit Grenzen bei 88 und 105 Punkten wie eben beschrieben. Da in der hier vorliegenden DMSGS2006 die SF-36-Items innerhalb der MSQOL-54 durchgeführt wurden, war ein Vergleich mit der DMSGS1996 möglich. Auch ein Vergleich mit einem geschätzten Bundesdurchschnitt [43] konnte stattfinden.

Im Mittel waren die Befragten in einem Bereich der mittleren Lebensqualität (näher bei niedriger Lebensqualität als bei hoher Lebensqualität angesiedelt: MW 92,1; Median 93; SD 21,1; n = 1011). Nicht vom Rollstuhl abhängige MS-Betroffene hatten im Mittel 98 Punkte im SF36-Summenscore (n = 732; SD = 18), während es bei den Rollstuhlabhängigen 76 Punkte waren (n = 260; SD 20). Rollstuhlabhängigkeit war also verbunden mit etwa 20 Punkten weniger im SF36-Summenscore. Der Unterschied war hoch signifikant (p = 6E-42). In der DMSGS1996 hatten Rollstuhlfahrer einen Mittelwert von etwa 90 (14 Punkte höher als 2006) und Gehfähige einen Mittelwert von etwa 100 (2 Punkte höher als 2006). Der Mittelwert lag bei etwa 93 in der Gesamtgruppe und war damit nicht unterschiedlich im Vergleich zur jetzigen Befragung im Jahr 2006. Der Inhalt von Abb. 5.7 zeigt die Verteilung des SF-36-Summenscores in der vorliegenden DMSGS2006-Studie. Die Rollstuhlfahrer hatten in der Befragung 2006 also weniger globale HRQOL als die Rollstuhlfahrer aus der Studie von 1996, während es für die Gehfähigen keinen bedeutsamen Unterschied zwischen den beiden Studien gab.

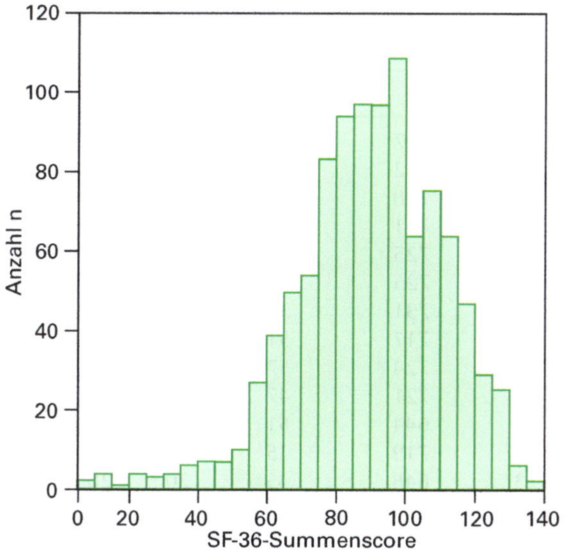

Abb. 5.7: Verteilung des SF-36-Summenscores (DMSGS2006).

Der SF-36-Summenscore war sehr eng assoziiert mit anderen Lebensqualitätsgrößen (jeweils r > 0,40 und p < 1E-48), nämlich mit dem EQ5D-Index, mit der EQ5D-VAS und mit den folgenden Subskalen der MSQOL-54: KÖFU, KÖRO, EMRO, SCHM, PSYCH, VIT, AGES, SOFU, GESOR, GESQOL, geringer mit den anderen Subskalen. Nahezu perfekt war jedoch der Zusammenhang mit PHCS (physischer Summenscore der MSQOL-54; r = 0,92; p < 1E-180) und mit MHCS (mentaler Summenscore der MSQOL-54; r = 0,77; p = 9E-180).

Rollstuhlabhängige und Gehfähige wurden in ihrem MSQOL-54-Profil miteinander verglichen. Hierbei musste wegen multiplen Testens eine Alphakorrektur angewandt werden (16 Paarvergleiche mit dem U-Test für unverbundene Stichproben; korrigierter Alpha-Fehler 0,003). Rollstuhlfahrer und Nicht-Rollstuhlfahrer unterschieden sich signifikant (p<0,003) in den folgenden Subskalen der MSQOL-54 (Tabelle 5.15) in absteigender Reihenfolge ihres Signifikanzniveaus: KÖFU, PHCS, KÖRO, GESQOL, SCHM, AGES, GESÄN, ZUSEX, SEFU, VIT und GESOR. Rollstuhlfahrer hatten also mehr körperliche Beeinträchtigung mit entsprechender Beeinträchtigung der Rollenfunktionen, mehr Schmerzen, mehr Beeinträchtigung der Allgemeinen Gesundheit und der Gesundheitsveränderung, der Sexualfunktionen (einschließlich der Zufriedenheit damit), der Vitalität und der Gesundheitsorientierung (Gesundheitswahrnehmung). Keine signifikanten Unterschiede fanden sich zwischen Rollstuhlabhängigen und Geh-

Tabelle 5.15: MSQOL-Profil bei Rollstuhlabhängigen und Gehfähigen. KÖFU körperliche Funktionen; KÖRO körperliche Rolleneinschränkung; EMRO emotionale Rolleneinschränkung; SCHM Schmerz, PSYCH psychisches Wohlbefinden; VIT Vitalität; AGES allgemeine Gesundheitswahrnehmung; SOFU soziale Funktionen; KOGFU kognitive Funktionen; GESOR Gesundheitsorientierung, -belastung; SEFU Sexualfunktionen; GESÄN Gesundheitsänderung; ZUSEX Zufriedenheit mit dem Sexualleben; GESQOL gesamte Lebensqualität; PHCS körperliche Lebensqualität, körperliche Summenscore, Physical Health Composite Score; MCHS mentale Lebensqualität (psychisch und kognitiv), mentaler Summenscore, Mental Health Composite Score. MW Mittelwert; SD Standardabweichung; P Signifikanzniveau; n. s. nicht signifikant (p > 0,003).

Subskala	nicht Rollstuhlabhängig			Rollstuhlabhängig			U-Test
(MSQOL-54)	MW	SD	N	MW	SD	N	P
KÖFU	62	29	727	12	22	240	2E-83
KÖRO	49	41	722	15	30	219	3E-28
EMRO	61	43	718	53	48	202	n. s.
SCHM	56	12	731	49	15	259	1E-13
PSYCH	62	19	725	62	20	250	n. s.
VIT	44	13	725	39	15	250	5E-6
AGES	46	19	731	37	18	260	1E-11
SOFU	53	17	717	51	20	257	n. s.
KOGFU	56	17	724	57	19	254	n. s.
GESOR	52	16	721	47	17	248	1E-4
SEFU	67	29	644	51	36	204	3E-8
GESÄN	46	23	719	35	21	252	1E-10
ZUSEX	56	23	648	45	20	203	3E-10
GESQOL	65	20	718	51	22	248	1E-18
PHCS	54	15	612	36	11	165	5E-36
MHCS	60	19	693	56	20	186	n. s.

Tabelle 5.16: Profil der SF-36 in den beiden Studien DMSGS1996 (Validierungsgruppe, n = 33), [44] und DMSGS2006 (n = 1011). Subskalen und Summenskalen der SF-36 im Vergleich zwischen den verschiedenen Studien. KÖFU körperliche Funktionen; KÖRO körperliche Rolleneinschränkung; EMRO emotionale Rolleneinschränkung; SCHM Schmerz, PSYCH psychisches Wohlbefinden; VIT Vitalität; AGES allgemeine Gesundheitswahrnehmung; SOFU soziale Funktionen. Die Mittelwerte sind auf ganze Zahlen gerundet.

Studie	KÖFU (MW)	KÖRO (MW)	SCHM (MW)	AGES (MW)	VIT (MW)	SOFU (MW)	EMRO (MW)	PSYCH (MW)
Gehfähig								
DMSGS2006	62	49	56	46	44	53	61	62
DMSGS1996	64	43	50	49	41	69	54	53
Rollstuhlabhängig								
DMSGS2006	12	15	49	37	39	51	53	62
DMSGS1996	14	33	41	51	40	76	77	59

fähigen in den Subskalen MHCS, EMRO, SOFU, KOGFU und PSYCH. Emotionale Rollen, kognitive Funktionen und psychische Beeinträchtigung (insbesondere Depression) waren also bei den Rollstuhlfahrern nicht ausgeprägter als bei den Gehfähigen. Dieses Ergebnis reflektiert im Wesentlichen die Ergebnisse der DMSGS1996 (Tabelle 5.16), wo auch körperliche Lebensqualitätsdimensionen in Abhängigkeit von der Gehbehinderung beeinträchtigt und psychische Funktionen nicht beeinträchtigt waren.

Wie aus der Literatur bereits zitiert, kann die unter Laien kursierende vermeintlich logische Hypothese, Rollstuhlbedürftigkeit mache depressiv und vermindere das Lebensglück, im Sinne des „Rollstuhl macht unglücklich aber Lottogewinn macht glücklich" – Vorurteils, also auch anhand dieser Datenlage nicht bestätigt werden; Rollstuhlabhängigkeit hat offenbar keinen anhaltenden negativen Effekt auf die psychischen, kognitiven und sozialen Dimensionen von Lebensqualität. Neben den Mechanismen der subjektiven Verzerrung von Glücksempfinden spielt hier sicherlich Krankheitsbewältigung eine große Rolle.

In der DMSGS1996 wurde der SF-36 in der Validierungsgruppe (n = 33) angewandt, der SF-36-Summenscore berechnet und mit Hilfe eines Regressionsmodells der SF-36-Summenscore in der Gesamtgruppe geschätzt (SF36präd) [41]:

$$\text{EDSS schätz} = 2{,}8571 \cdot \text{F1} + 3{,}9286.$$

$$\text{SF36präd} = 144{,}1 - 13{,}1 \cdot \text{Depress} - 10.5 \cdot \text{EDSS} + 0{,}6 \cdot \text{Krankheitsdauer}.$$

Ineinander eingesetzt:

$$\begin{aligned}\text{SF36präd} = {} & 144{,}1 - 13{,}1 \cdot \text{Depress} - 10{,}5(2{,}86 \cdot \text{F1} + 3{,}93) \\ & + 0{,}6 \cdot \text{Krankheitsdauer}.\end{aligned}$$

Und nach Auflösen der Klammer gilt:

$$\text{SF36präd} = 114{,}1 - 13{,}1 \cdot \text{Depress} - 41{,}3 \cdot \text{F1} + 0{,}6 \cdot \text{Krankheitsdauer};$$
$$\text{mit F1} = \text{F1-körperlich, Depress} = \text{Depressionsscore}.$$

Diese Berechnung wurde in der vorliegenden Studie durchgeführt und der Zusammenhang zwischen beiden SF-36-Summenscores untersucht. Die Korrelation zwischen prädiziertem SF-36-Summenscore und tatsächlichen SF-36-Summenscore war mit $r = 0{,}70$ sehr hoch ($p = 4E\text{-}122$). Damit wurde bestätigt, dass anhand der Fragen des Fragebogens Lebensqualität im Sinne der HRQOL (SF-36-Summenscore) gut möglich ist. Es konnten 49 % der Varianz des SF36-Summenscores mit dem prädiziertem Wert SF36präd erklärt werden. Dieses Ergebnis zeigt eine gute Konsistenz der beiden Befragungen 1996 und 2006 hinsichtlich der Validität der Items. Es zeigt aber auch, dass die Lebensqualität insgesamt gut ausgedrückt werden kann durch Verrechung der Komponente Körperfunktion mit der Komponente Depression und der Komponente Krankheitsdauer. Wird die Bewertung der SF-36-Summenscores nach geringe Lebensqualität, mittlere Lebensqualität, hohe Lebensqualität vorgenommen, wie oben beschrieben, so zeigte sich, dass der prädizierte SF36-Summenscore und der tatsächliche Summenscore in 55 % der Fälle übereinstimmte (Accuracy 0,55).

6 Zehn-Jahresverlauf von Behinderung und Zufriedenheit

Wenn in den vorangegangenen Kapiteln Vergleiche zwischen 1996 und 2006 vorgestellt wurden, dann konnten Unterschiede zum Teil damit erklärt werden, dass es sich um unterschiedliche Personengruppen handelte. Die Gruppenunterschiede zwischen 1996 und 2006 wurden im Kapitel *Berliner DMSG-Studien 1996 und 2006* erläutert. Um diese Selektions- und Gruppeneffekte zu vermeiden, müsste man eine Gruppe, die 1996 befragt wurde, unverändert (ohne Veränderung der Gruppenzusammensetzung) 2006 noch einmal befragen. Dies wäre mit einem erheblichen logistischen, personellen, finanziellen und datenschutzrechtlichen Mehraufwand bereits in der Planung für die DMSGS1996 verbunden gewesen, was die DMSG Berlin nicht hätte leisten können, ferner wäre die auszuwertende Fallzahl für den 10-Jahres-Verlauf viel kleiner geworden und es hätte mit vielen Drop-outs gerechnet werden müssen.

Mit dieser Befragung DMSGS2006 hatten wir nun aber die Möglichkeit, eine Untergruppe aus der Gesamtgruppe der Befragten zu extrahieren, welche bereits 1996 befragt wurde, so dass ein und dieselben Personen in ihrer 10-Jahres-Entwicklung (Krankheitsverläufe, Einstellungen, Meinungen, Beschwerden, Lebensqualität, usw.) untersucht werden konnten.

Von den in der DMSGS2006 befragten 1015 Mitgliedern des Landesverbandes der DMSG Berlin haben 193 angegeben, bereits bei der Befragung 1996 (DMSGS1996) [1] mitgemacht zu haben. Aufgrund der Bestimmungen des Datenschutzes konnten diese 193 Mitglieder jedoch nicht individuell identifiziert werden. Durch die Variablen Geschlecht, Alter, Körpergröße und Krankheitsdauer (andere Variablen zeigten sich als nicht geeignet) konnte eine Zuordnung von DMSGS2006-Datensätzen zu den korrespondierenden DMSGS1996-Datensätzen erfolgen, d. h. wir wussten zwar nicht, welchen Namen der Fall 997 in der DMSGS2006 hat, konnten aber zumindest herausbekommen, dass dieser Fall beispielsweise identisch war mit Fall 579 in der DMSGS1996.

Von den 193 in Frage kommenden Fällen gelang eine sichere Zuordnung in 72 Fällen, wo die Identität zwischen beiden Studien-Datensätzen gesichert werden konnte. Diese 72 Fälle konnten nun in der Entwicklung (10-Jahres-Verlauf) analysiert werden. Wenngleich keine Kausalitäten abgeleitet werden können, Gründe für Veränderungen sowieso mannigfaltig sein können, so ist es doch interessant, zu sehen, welche Entwicklung die MS-Patienten in 10 Jahren nehmen können.

Das mittlere Alter betrug 1996 45,2 Jahre, 2006 entsprechend 55,2 Jahre (die jeweilige SD betrug 10,6). Damit war die Zweitbefragungsuntergruppe in der DMSGS2006 etwas älter als der Durchschnitt (49,2 Jahre) der 1015 Teilnehmer. Von den 72 im 10-Jahresabstand Befragten waren 54 (75,0%) weiblich. Das entsprach der Verteilung in der Gesamtgruppe. Die mittlere Krankheitsdauer betrug 1996 13,9 Jahre (SD 9,0), in der DMSGS2006 entsprechend 10 Jahre mehr, also 23,9 Jahre. Im Jahre 1996 waren 53 (73,6% von 72) und 2006 waren es 11 (16,7% von 66 gültigen Fällen), die noch rein schubförmig waren. Die anderen haben von schubförmig nach chronisch gewechselt. Im Jahr 1996 hatten 15 von 71 (21 %) einen festen Partner; 2006 waren es 50 von 70 (71,4 %). Erfreulicherweise haben also mehr Personen offenbar einen festen Partner in der Zwischenzeit gefunden. Von dieser Tatsache können eher günstige Effekte auf Lebensqualität und Zufriedenheit erwartet werden. Dagegen könnte man annehmen, die Krankheitsprogression und die Konversion zu chronischen Verläufen wirken sich negativ auf Zufriedenheit und Lebensqualität aus.

Von den 72 gültigen Fällen nahmen 35 (ca. 50 %) eine aktuelle Immunmodulation; was angesichts der Häufigkeit chronischer Verläufe ohne Schübe relativ hoch ist. Hier dominieren weiterhin die Interferone. Zur Analyse der Kontrollüberzeugungen lagen für 1996 zu wenig gültige Antworten vor (n = 7).

Die Behinderung nimmt bei der MS-Erkrankung erwartungsgemäß innerhalb von 10 Jahren zu. Im Verlauf von 1996 bis 2006 nahmen die körperlichen Beeinträchtigungen tatsächlich gemäß der Analyse der Daten signifikant zu, jedoch etwa im gleichen Maße Depressivität und Angespanntheit ab. Kommunikationsstörungen änderten sich nicht signifikant. Tabelle 6.1 und Abb. 6.1 zeigen die Ergebnisse. Trotz mehr körperlicher Behinderung ging es also den Befragten psychisch nicht schlechter sondern besser.

Interessant für uns war natürlich, welches Ausmaß die innerhalb von 10 Jahren sich entwickelnde Verschlechterung körperlicher Beschwerden hatte. Gültige EDSS-Schätzungen lagen im Datensatz von 1996 in 65 Fällen vor. Im Jahr 1996 hatten von den 65 MS-Kranken 39 (60,0 %) einen EDSS zwischen 0 und 4.0; 12 (18,5 %) einen EDSS zwischen 4.5 und 6.0; 5 (7,7 %) einen EDSS zwischen 6.5 und 7.5 und 9 (13,8 %) einen EDSS über 7.5. Im Jahr 2006 waren die Anteile 33,8 %; 26,2 %; 13,8 % bzw. 26.2 %. Dabei haben sich von 1996 bis 2006 25 (38,5 %) verschlechtert (sind in eine höhere EDSS-Kategorie gekommen), 33 (50,8 %) sind gleich geblieben und 7 (10,8 %) haben sich verbessert. Eine Verbesserung muss kritisch hinterfragt werden, da es sich bei den EDSS-Kategorien um Schätzgrößen und nicht etwa um durch neurologische Untersuchung ermittelte EDSS-Werte handelt. Trotz dieser Einschränkung sind insgesamt mehr als 50 % (mehr als die Hälfte!) in 10 Jahren gleich geblieben oder haben sich verbessert. Dies ist ein erfreuliches Ergebnis und reproduziert im Prinzip die in der neueren Literatur geschätzten – eher günstigen – Verläufe [2]. Das darf aber nicht darüber hinwegtäuschen, dass die Verlaufsdynamik im 10-Jahreszeitfenster eine große Varianz beinhaltete und einzelne Verläufe dramatisch verliefen, so zum Beispiel sechs Betroffene, die von einem EDSS zwischen 0,0 und 4,0 1996 einen Behinderungszuwachs auf einen EDSS zwischen 8,0 und 9,5 2006 erlebten.

Die Daten aus der DMSGS2006 und DMSGS1996 sind in Tabelle 6.2 zusammengefasst. Von 71 gültigen Fällen benötigten 1996 21 (30 %) einen Rollstuhl, während es 2006 36 von 71 waren (51 %). Innerhalb von 10 Jahren konnte also immer noch die Hälfte gehen. Anders ausgedrückt: von 100 vergleichbar Betroffenen wie in unserer Studie, die gehfähig sind, wären 70 auch nach 10 Jahren noch gehfähig (unter Voraussetzung sie entwickeln sich wie die hier beschriebene Subgruppe). Die Chancen, nach 10 Jahren noch gehfähig zu sein, waren also für unsere Befragten gut. Und das, obwohl bei der Erstbefragung die Teilnehmer im Mittel schon eine Krankheitsdauer von fast 14 Jahren hinter sich hatten.

Für die Analyse von Fällen, die 1996 in der Validierungsgruppe (n = 33) teilgenommen haben, waren 2006 zu wenig Fälle übrig (n = 7), so dass die SF-36-Analyse im

Zeitverlauf nicht sinnvoll war. Die prädizierten Summenwerte für die SF-36 waren jedoch 1996 berechnet worden und konnten auch für den Datensatz von 2006 kalkuliert werden. Der Mittelwert für den geschätzten SF-36-Summenscore betrug 96 Punkte (SD 12; n 71) und 2006 86 Punkte (SD 20; n 72), war also in 10 Jahren um 10 Punkte gesunken, was einer signifikanten ($p = 0{,}002$) Verschlechterung der HRQOL entsprach. Da der geschätzte SF-36-Summenscore ja stark von F1-körperlich abhing, wunderte uns dies nicht. Durch Verbesserung von depressiven Symptomen (Verbesserung des Faktors F2, siehe oben) ließ sich offenbar die durch körperlichen Behinderungszuwachs erklärte körperliche Lebensqualitätseinbuße für das Gesamtergebnis des SF-36-Summenscores nicht kompensieren. Wie im Kapitel *Gesundheitsbezogene Lebensqualität* dargelegt, ist der SF-36-Summenscore ähnlich zu interpretieren wie der MSQOL-54, vor allem jedoch ähnlich zum körperlichen Aspekt der Lebensqualität PHCS, weniger zum mentalen Aspekt MHCS. Die Verschlechterung von 10 Punkten im SF-36 reflektiert also eher die Verschlechterung des körperlichen Aspekts von Lebensqualität und weniger eine Verschlechterung von mentalen Aspekten der Lebensqualität.

Die Zufriedenheit mit den Lebensbereichen, mit den behandelnden Ärzten und mit dem Angebot der DMSG wurde als nächstes im 10-Jahresverlauf untersucht. Tabelle 6.3 zeigt die Ergebnisse. Nach einer notwendigen Bonferroni-Korrektur wurde

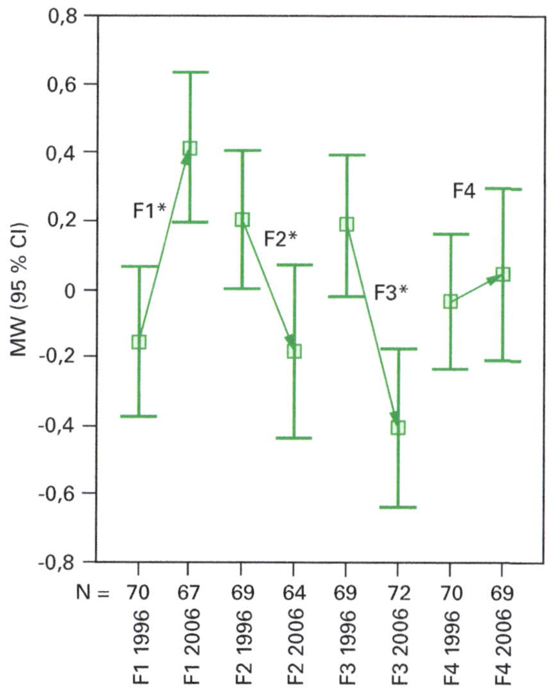

Abb. 6.1: Verlauf der vier Faktoren F1, F2, F3 und F4; * signifikante Veränderung von 2006 im Vergleich zu 1996 (Verschlechterung für F1 und Verbesserung für F2 und F3). Höhere Werte bedeuten stärkere Beeinträchtigung: F1 körperliche Beeinträchtigungen; F2 Depressivität; F3 Angespanntheit; F4 Kommunikationsstörungen.

Tabelle 6.1: Besserung von F2, F3 bei Verschlechterung von F1 von 1996 bis 2006. F4 unverändert. Legende siehe Text und Abbildung.

	1996		2006		Wilcoxon-Test
	MW	SD	MW	SD	P
F1-körperlich	−0,2	0,9	0,4	0,9	3,4E-05
F2-depressiv	0,2	0,8	−0,2	1,0	2,2E-03
F3-angespannt	0,2	0,9	−0,4	1,0	1,9E-04
F4-kommunikationsgestört	0,0	0,8	0,0	1,1	n. s.

$p < 0{,}005$ gefordert (Korrektur für multiples Testen). Es waren keine signifikanten Unterschiede in der Zufriedenheit in den Lebensbereichen festzustellen; trotz fortschreitender Behinderung bei gleichzeitig abnehmender Depressivität und Angespanntheit war die Zufriedenheit in dieser Kohorte konstant. Tendenziell nahmen die angegebenen Zufriedenheiten eher zu als ab. Sogar die Zufriedenheit mit der Gesundheit nahm eher zu, obwohl die Lebensqualität (SF-36) abgenommen hat. Dies zeigt, dass Zufriedenheit eher etwas mit kognitiver Kalkulation der Differenz von Zustands-Soll (im Rahmen der durch Krankheitsverarbeitung gegebenen – realistischen – Erwartungen) und Zustands-Ist zu tun hat, während QOL eher aus einer Kombination aus subjektiven, emotionalen, objektiven und kognitiv bewertenden Aspekten von Krankheitsfolgen zusammengesetzt sein dürfte. Beide Fragenstrategien – nach Zufriedenheit und nach HRQOL – überlappen sich zwar stark in den Antwortinhalten, jedoch gibt es auch Aspekte, in denen sich beide Befragungsarten unterscheiden.

Tabelle 6.4 zeigt die Zufriedenheit der befragten Kohorte mit den Institutionen und Situationen im Vergleich von 2006 mit 1996. Es ergaben sich keine signifikanten Veränderungen. Am deutlichsten schlechter – auch wenn nicht signifikant – auf der Notenskala von 1 bis 6 beurteilt wurden jedoch der allgemeine Gesundheitszustand, die Landesregierung, der Kontakt zu Freunden, die finanzielle Situation, das Leben in der Familie und die Bundesregierung. Die Veränderungen erreichten aufgrund der geringen gültigen Fallzahl (Befragte mit Angaben zur Zufriedenheit 1996 bilden nur etwa 10 Fälle) nicht das erforderliche Signifikanzniveau von $p < 0{,}003$ (nach Korrektur für multiples Testen). Im Gegensatz zur Zufriedenheit mit den Lebensbereichen nahm tendenziell die Zufriedenheiten mit Institutionen und Situationen eher ab. Das könnte nun so interpretiert werden, dass zwar mit den Lebensbereichen die Zufriedenheit

Tabelle 6.2: EDSS im 10-Jahresverlauf. Spalten (1996), Zeilen (2006); $n = 65$ gültige Fälle.

DMSGS2006	DMSGS1996					
	EDSS 0–4.0	EDSS 4.5–6.0	EDSS 6.5–7.5	EDSS 8.0–9.5	Zeilensummen	Anteil (%)
EDSS 0–4.0	20	2	0	0	**22**	33,8
EDSS 4.5–6.0	10	5	2	0	**17**	26,2
EDSS 6.5–7.5	3	1	2	3	**9**	13,8
EDSS 8.0–9.5	6	4	1	6	**17**	26,2
Spaltensummen	**39**	**12**	**5**	**9**	**65**	100,0
Anteil (%)	**60,0**	**18,5**	**7,7**	**13,8**	100,0	

Tabelle 6.3: Zufriedenheit auf einer Skala von 1 bis 7 (7 sehr zufrieden) mit den Lebensbereichen, mit den Ärzten und mit dem Angebot der DMSG, n = 69. Vergleich zwischen 2006 und 1996.

Zufriedenheit mit den Lebensbereichen	1996		2006		Wilcoxon-Test
	MW	SD	MW	SD	P
mit der Arbeitssituation	3,8	1,6	3,9	1,9	0,55
mit der Wohnsituation	5,4	1,7	5,5	1,7	0,76
mit der finanziellen Lage	4,6	1,8	4,8	1,7	0,52
mit der Freizeit	4,2	1,6	4,8	1,6	0,07
mit der Gesundheit	2,7	1,3	3,2	1,7	0,04
mit der familiären Situation	5,0	2,0	5,1	1,8	0,48
mit Freunden, etc.	5,2	1,5	5,3	1,6	0,65
insgesamt im Leben	4,4	1,1	4,6	1,4	0,30
mit den Ärzten	4,9	1,7	5,0	1,9	0,72
mit dem DMSG-Angebot	5,0	1,2	4,8	1,6	0,56

ganz gut ist, vor allem im Vergleich mit früher, jedoch ist man mit der Außenwelt nicht zufrieden (z. B. Regierung nimmt ihre Verantwortung aus Sicht der Kranken nicht ausreichend wahr?). Beachtlich ist es ja schon, dass die Landesregierung und Bundesregierung die Noten 5+ erhalten haben (schlechteste Bewertung unter den 15 Punkten) und dass bereits vor 10 Jahren die Note bei 4 lag. Hier ist die Bewertung der politisch Verantwortlichen durch von chronischer Krankheit Betroffene sehr konsistent und sollte ernst genommen werden. Zumal die Leistungserbringer mit der Bewertung im Bereich der Noten 1 und 2 liegen (Zufriedenheit mit Ärzten, Neurologen und mit der DMSG).

Tabelle 6.4: Zufriedenheit anhand einer Notenskala (1: sehr zufrieden) mit den Institutionen und Situationen 2006 im Vergleich zu 1996, n = 10. Keine signifikanten Veränderungen.

Zufriedenheit mit Institutionen	1996			2006			Wilcoxon-Test
	N	MW	SD	N	MW	SD	P
Bundesregierung	10	4,1	1,4	66	4,6	1,2	0,16
Landesregierung Berlin	10	3,8	1,2	67	4,5	1,3	0,31
Krankenkasse	9	3,0	1,0	66	3,1	1,4	0,86
Universitäten/Forschungseinrichtungen	6	3,2	1,2	61	2,8	1,3	0,48
Neurologe	9	2,2	0,8	66	2,3	1,4	0,48
Hausarzt	9	1,4	1,0	59	2,5	1,2	0,14
DMSG Berlin	10	1,9	1,2	63	2,4	1,3	0,78
Kontakt zu Freunden	10	2,0	0,7	66	2,6	1,5	0,08
Finanzielle Situation	10	2,5	1,0	65	3,1	1,4	0,07
Berufliche Situation	6	4,2	2,0	39	4,1	1,7	1,00
Allgemeiner Gesundheitszustand	10	2,9	1,2	65	3,7	1,4	0,08
Leben in der Familie	10	1,7	0,7	63	2,3	1,3	0,46
Kontakte zu Nichtbetroffenen	9	2,6	0,9	61	2,9	1,3	0,19
Gesamtes momentanes Leben	10	2,9	0,9	66	3,2	1,1	0,43
Diese Befragung	10	2,6	1,2	64	2,6	1,2	0,66

Die mittlere Zufriedenheit mit Institutionen (n = 10) änderte sich von Note 2,7 zur Note 3,1 (Mittelwerte), wurde also schlechter (nicht signifikant). Pro Befragten änderte sich innerhalb der 10 Jahre dabei die Notenvergabe um durchschnittlich 0,95 Noten (0 bis 1,8), der Mittelwert war also relativ robust. Die mittlere Zufriedenheit mit den Lebensbereichen (n = 69) änderte sich von (Skalenwerte in Noten transferiert) 3,2 zu 2,9 (Mittelwerte), wurde also besser (signifikant mit $p = 0{,}047$ im Wilcoxon-U-Test für verbundene Stichproben). Die Befragten änderte innerhalb der 10 Jahre dabei ihre Benotung kaum, nämlich um durchschnittlich 0,72 Noten (0 bis 2,6); der Mittelwert der Zufriedenheit über alle Lebensbereiche war also noch robuster als die mittlere Zufriedenheit gegenüber Institutionen. Die mittlere Zufriedenheit mit den Lebensbereichen scheint also eine relativ persönlichkeitsgebundene und weitgehende konstante Größe (wenig Zufallsschwankungen, wenig stochastische Schwankungen) zu sein, abgesehen von der Tendenz (gerichtete Veränderung) zur leichten Verbesserung in unserem Kollektiv.

7 Wie können Lebensqualität und Zufriedenheit verbessert werden?

7.1 Zusammenhänge zwischen Basisdaten, Lebensqualität und Zufriedenheit

7.1.1 Zufriedenheit und Lebensqualität

Die Zufriedenheit mit verschiedenen Lebensbereichen, Situationen und Umständen wurde mit schrittweisen linearen Regressionsanalysen auf ihren Zusammenhang mit Lebensqualitätsdaten untersucht. Dabei sollte nur ein relevanter Zusammenhang interpretiert werden, wenn die Varianz der Zufriedenheit mindestens zu 25 % (also $R^2 \geq 0{,}25$) durch das Prädiktoren-Zufriedenheit-Modell erklärt werden konnte.

Als Prädiktoren wurden F1-körperlich, F2-depressiv, F3-angespannt F4-kommunikativ, Depress (Depressivität), Kontrollüberzeugungen, SF-36-Summenscore, SF-36-prädizierter Score, EDSS-Schätzgröße, Krankheitsdauer, EQ5D (Index), EQ5D-VAS, PHCS (MSQOL-54, körperlicher Summenscore), MHCS (MSQOL-54, mentaler Summenscore) in das Modell eingegeben. Die genannten Variablen wurden in den vorangehenden Kapiteln ausführlich erläutert.

Folgende Zielvariablen (prädizierte Größen, abhängige Größen) zeigten dabei keine signifikante Vorhersagbarkeit durch die eben genannten Prädiktoren:

Mittlere Zufriedenheit mit Gesundheitsinstitutionen, mittlere Zufriedenheit mit alternativen und komplementären Behandlungsmethoden, mittlere Zufriedenheit mit Informationsquellen, mittlere Zufriedenheit mit Personen zum Reden über Probleme, mittlere Zufriedenheit mit aktuellen Immuntherapeutika, mittlere Zufriedenheit mit ehemaligen Immuntherapeutika, Zufriedenheit mit Physiotherapeuten, mit Ärzten, Neurologen, Hausärzten, der DMSG, Zufriedenheit mit dieser Befragung (DMSGS2006), Zufriedenheit mit der Informationsquelle Hausarzt, mit der Informationsquelle DMSG, mit der Zufriedenheit überhaupt mit der DMSG, mit der DMSG-Mitgliederzeitschrift KOMPASS. Bei den meisten dieser Regressionsanalysen zeigte jedoch Depressivität als Prädiktor einen geringen bis mäßigen Zusammenhang mit der Zufriedenheit, der jedoch das oben definierte Kriterium, mindestens 25 % der Varianz vorherzusagen, nicht erfüllte. Die Überlappung der Bedeutung von gesundheitsbezogener Lebensqualität mit gesundheitsbezogener und allgemeiner Zufriedenheit wird im Folgenden deutlich, während die Zufriedenheit mit anderen Bereichen – die hier genannten fehlenden signifikanten und relevanten Zusammenhänge zeigen dies – nicht mit der Lebensqualität zusammenzuhängen schien. Depressivität scheint für die Zufriedenheit in vielen Bereichen ein starker Prädiktor zu sein.

Signifikante Zusammenhänge ergaben sich mit den Zielgrößen: Zufriedenheit mit der Gesundheit allgemein, mit dem momentanen gesamten Leben und mit der Gesundheit (aus der Fragenserie ‚Lebensbereiche').

Zielgröße: Zufriedenheit allgemein mit der Gesundheit ($R^2 = 0{,}33$) aus der Fragenserie Gesundheitsinstitutionen: In der absteigenden Reihenfolge nach der Bedeutung der Prädiktoren waren die Betroffenen um so unzufriedener je schlechter die Lebensqualität in der EQ5D-VAS, je depressiver (F2) die Betroffenen waren, je schlechter die Lebensqualität in der EQ5D (Index), je geringer die Kontrollüberzeugungen, aber je kleiner der EDSS (je weniger beeinträchtigt). Die Unzufriedenheit war also zu einem erheblichen Teil von psychischen (Depression) und von subjektiven (Lebensqualität), aber weniger von objektiven (körperliche Behinderung, EDSS) Dimensionen abhängig.

Zielgröße: Zufriedenheit mit dem momentanen gesamten Leben ($R^2 = 0{,}38$) aus der Fragenserie Gesundheitsinstitutionen: in absteigender Reihenfolge nach Bedeutung waren die Betroffenen um so unzufriedener je depressiver (Depress), je schlechter die Lebensqualität (EQ5D-VAS, je depressiver (F2) die Betroffenen waren, je weniger Kontrollüberzeugungen sie hatten, aber je besser die physische Lebensqualität (PHCS) bei schlechter gesamter Lebensqualität (SF-36-Summenscore) war. Depressivität schien den größten Zusammenhang mit Unzufriedenheit auszumachen.

Zielgröße: Zufriedenheit mit der Gesundheit ($R^2 = 0{,}45$) aus der Fragenserie Lebensbereiche: Die Ergebnisse sind in Tabelle 7.1 zusammengefasst. Auch hier zeigte fehlende Depressivität den größten Zusammenhang mit der Zufriedenheit neben physischer Lebensqualität und Kontrollüberzeugungen. Es zeigte sich bei diesem Modell, dass, wie eingangs anhand der Literatur erarbeitet, Lebensqualität und Zufriedenheit mit der Gesundheit nicht absolut voneinander differenziert werden können, sondern einen großen Überlappungsbereich haben. Außerdem zeigte sich im Modell der günstige Einfluss von Kontrollüberzeugungen auf die Zufriedenheit mit der Gesundheit. Die unterschiedlichen Prädiktorenmodelle bei der Zufriedenheitsfrage mit der Gesundheit einmal im Rahmen der Lebensbereiche und ein andermal (oben) vor dem Hintergrund der Institutionen gefragt, zeigt die starke Kontextabhängigkeit der subjektiven Bewertung, wenn nach Zufriedenheit gefragt wird; siehe hierzu auch die eingangs aus der Literatur zitierten Beispiele.

Tabelle 7.1: Prädiktion der Zufriedenheit mit der Gesundheit. * Jede folgende Zeile ist folgendermaßen zu lesen: Koeffizient · Prädiktor, die Summe aller Zeilen beschreibt dann das gesamte Regressionsmodell. P: Signifikanzniveau; R^2: Erklärter Varianzanteil der Zielvariable durch das Prädiktoren-Modell; Lfd. laufende Nummer der Prädiktoren.

Zufriedenheit mit der Gesundheit				$R^2 = 0{,}45$
Lfd.	Koeffizient*	Prädiktor	P	Bedeutung
1	1,96	(Konstante)	3E-8	Konstante
3	0,07	PHCS	9E-15	Gute physische Lebensqualität
4	−0,38	F2	4E-6	Wenig depressiv
5	1,44	EQ5D-VAS	2,6E-5	Gute Lebensqualität (EQ5D-VAS)
6	−0,042	SF-36-Summe	3,1E-8	Schlechte Lebensqualität (SF-36)
7	0,30	F4	3,4E-6	Schlechte Kommunikationsfunktion
8	−0,20	Kontrollüberzeugung	0,0004	Gute Kontrollüberzeugung
9	0,75	EQ5D-Index	0,0024	Gute Lebensqualität (EQ5D-Index)
10	0,012	MHCS	0,015	Gute mentale Lebensqualität

7 sehr zufrieden; 1 sehr unzufrieden

7.1.2 Lebensqualität und Basisdaten

Lebensqualität meint im Folgenden immer gesundheitsbezogene Lebensqualität (HRQOL). Die Lebensqualitätsbereiche physisch (PHCS) und mental (MHCS) der MSQOL-54 und die momentane Zufriedenheit mit dem Leben insgesamt und die mittlere Zufriedenheit über alle gefragten Lebensbereiche wurden mit Prädiktoren aus den soziodemographischen und krankheitsbezogenen Variablen einer schrittweisen linearen Regressionsanalyse unterzogen. Dabei sollte nur ein relevanter Zusammenhang interpretiert werden, wenn die Varianz der prädizierten Variablen mindestens zu 25% (also $R^2 \geq 0{,}25$) durch die signifikant wirksamen Prädiktoren erklärt werden konnte.

Als Prädiktoren wurden Alter, Immunmodulation (ja/nein), BMI, Kontrollüberzeugungen, Depressivität, Krankheitsdauer, Wilson-IQ, EDSS, Rollstuhlabhängigkeit, Geschlecht, Teilnahme an der Befragung 1996 [1], Alter bei Krankheitsbeginn, Internetnutzung, Nettoeinkommen, Fähigkeit des Zeitungslesens, Gleichgewichtsstörungen, Erwerbstätigkeit, Grad der Behinderung nach Schwerbehindertengesetz, Erhalt von Physiotherapie, Anzahl der Schübe in den letzten 2 Jahren, Konzentrationsstörungen, Gedächtnisstörungen, depressive Störungen, sexuelle Störungen, Blasenstörungen, Gehstörungen, Ausmaß an Gehstörungen, Spastik, Muskelschwächen, Gefühlsstörungen, Sprachstörungen (Sprechstörungen), Koordinationsstörungen, Schwindel, Lähmungen, Sehstörungen, Verlaufsform der MS, Partnerschaft und Verheiratetenstatus in die Modelle aufgenommen.

Folgende Zielvariablen (prädizierte Größen, abhängige Größen) zeigten dabei eine signifikante Vorhersagbarkeit durch oben genannte Prädiktoren: PHCS (physische Lebensqalität), MHCS (mentale Lebensqualität), Zufriedenheit mit dem Leben insgesamt momentan, Zufriedenheit über alle Lebensbereiche gemittelt. Die Ergebnisse sind in den folgenden Tabellen dargestellt.

Körperliche Lebensqualität. Eine gute Physische (körperliche) Lebensqualität (PHCS) wird weit überwiegend vorhergesagt durch Abwesenheit von Depressivität und Abwesenheit (bzw. geringes Ausmaß) von Gehstörungen (Tabelle 7.2). Aber auch Abwesenheit von Gefühlsstörungen, Spastik, sexuellen Störungen, Schwindel, und von Störungen beim Zeitungslesen und niedriger geschätzter EDSS stellen wichtige Einflussgrößen dar. Auch Geschlecht männlich (Zusammenhang schwer interpretierbar) und Abwesenheit von Immunmodulation (Zusammenhang schwer interpretierbar: Effekt von Nebenwirkungen in der Gruppe mit Immunmodulation oder handelt es sich um eine Gruppe mit geringerer Behinderung und Krankheitsaktivität?) stellen signifikante Einflussgrößen dar. Paradox ist der Zusammenhang mit Anwesenheit von Gleichgewichtsstörungen. Bewilligte Prozentpunkte im Schwerbehindertenausweis dagegen scheinen ebenfalls günstig für die PHCS zu sein. Das Modell sagt 82% der Varianz der PHCS vorher, was ein sehr hoher Wert ist, d. h. es gibt nur noch 18% der PHCS-Varianz, die durch andere (unbekannte) Faktoren zu erklären sind. Hier wäre vermutlich auch Fatigue eine wichtige Einflussgröße, die hier nicht gemessen wurde [2].

Lässt man für die Vorhersage der körperlichen Lebenszufriedenheit (PHCS) auch die vier Faktoren F1-körperlich, F2-depressiv, F3-angespannt und F4-Kommunikationsstörungen als Prädiktoren zu (nicht tabellarisch dargestellt), so ändert sich das Bild der Vorhersagbarkeit der Lebensqualität etwas, wird teilweise unübersichtlich und nicht mehr ohne weiteres nachvollziehbar. Die Faktoren F1-körperlich, F2-depressiv und F3-angespannt haben in diesem Modell dann die größte Bedeutung für die Vorhersage (sowohl kleinste p-Werte als auch betragsmäßig größte Koeffizienten). In vergleichbarem Maße Einfluss auf die Zielgröße gute PHCS (hohe Werte) haben Abwesenheit bzw. geringes Ausmaß von Depression, Abwesenheit von Gefühlsstörungen, Gehstörungen, Schwindel, sexuellen Funktionsstörungen, paradoxerweise ist mit einer guten PHCS auch die Abwesenheit von Immunmodulation verbunden und Vorhandensein von Gleichgewichtsstörungen (hier kommt einem der von älteren Neurologen früher verwendete Spruch „wer wackelt, der lacht", in den Sinn; tatsächlich handelt es sich bei solchen Patienten oft um solche mit spinalem oder zerebellärem Schwerpunkt der Erkrankung). Zusätzlich in das Modell treten jedoch für die Vorhersage einer günstigen PHCS: Schlechter EDSS (also stärkere Behinderung; das ist paradox), Einschränkungen der Erwerbstätigkeit (schwer zu interpretieren), Anwesenheit von Störungen des Stuhlgangs (paradox), Rollstuhlabhängigkeit (paradox!), Anwesenheit von Sprachstörungen (paradox!), eher niedrigerer geschätzter IQ nach Wilson (schwer zu interpretieren), Abwesenheit von Muskelschwächen, Abwesenheit von Gedächtnisstörungen, Teilnahme bereits 1996 in der DMSGS1996 (schwer zu interpretieren). Die paradoxen Zusammenhänge rühren daher, dass die Faktoren selbst umfangreiche Aspekte beinhalten (viele Items formen einen Faktor) und daher teilweise die paradoxen Zusammenhänge innerhalb des komplexen Regressions-Systems letztlich Korrekturen der erheblich ausgeprägten Effekte der Faktoren darstellen.

Tabelle 7.2: Prädiktion der körperlichen Lebensqualität. Die Bedeutung der Variablen-Abkürzungen ist in der letzten Spalte dargestellt. * Jede folgende Zeile ist folgendermaßen zu lesen: Koeffizient · Prädiktor, die Summe aller Zeilen beschreibt dann das gesamte Regressionsmodell. P: Signifikanzniveau; R^2: Erklärter Varianzanteil der Zielvariable durch das Prädiktoren-Modell; Lfd. laufende Nummer der Prädiktoren.

PHCS (hohe Werte, gute physische Lebensqualität)				$R^2 = 0,82$
Lfd.	Koeffizient *	Prädiktor	P	Bedeutung
1	107,9	(Konstante)	4E-147	
2	−10,2	DEPRESS	9E-30	Wenig depressiv
3	−9,8	WIE_GEH	2E-33	Wenig Gehstörungen
4	−14,2	GEHSTOR	2E-26	Keine Gehstörungen
5	−3,7	FUHLSTOR	7E-06	Wenig Gefühlsstörungen
6	−3,8	SPASTOR	3E-05	Wenig Spastik
7	−3,0	SEXSTOR	2E-04	Wenig sexuelle Störungen
8	−3,0	SWINDSTO	8E-05	Wenig Schwindel
9	0,1	PROZSCHW	2E-05	GdB-Prozente (hoch)
10	1,1	ZEITUNG	7E-03	Zeitungslesen gut möglich
11	−1,4	EDSSS	6E-03	EDSS niedrig
12	1,5	GLEIGEWI	4E-03	Gleichgewicht schlecht
13	−2,3	IMMUNMOD	3E-03	Keine Immunmodulation
14	−2,0	MSVERFOR	4E-03	Hat noch Schübe
15	−2,0	DEPRSTOR	2E-02	Nicht depressiv
16	1,7	GESCH06	4E-02	Geschlecht männlich

Die Abwesenheit von Immunmodulation schien in beiden Modellversionen verbunden zu sein mit besserer PHCS. Im Gruppenvergleich von Patienten mit und ohne Immunmodulation hatten tatsächlich im Faktor körperlich (F1, körperliche Funktionsstörungen) und im EDSS die Nichtbehandelten signifikant mehr körperliche Funktionsstörungen und gaben darüber hinaus noch mehr Beeinträchtigung durch Nebenwirkungen an (jeweils signifikant für die meisten Nebenwirkungen). Die aktuell Nichtbehandelten hatten also offensichtlich häufig deshalb keine aktuelle Behandlung, weil sie Nebenwirkungen hatten, die zum Befragungszeitpunkt durch Nicht-Behandlung beseitigt waren; erwünschte Therapieeffekte sind eben häufig nicht so klar wahrzunehmen wie die unmittelbar auftretenden unerwünschten Arzneimittelwirkungen (UAW). Im Kapitel *Zufriedenheit mit der prophylaktischen Therapie und Lebensqualität* zeigte sich, dass Kortikoide eher einen negativen Effekt auf die PHCS haben, während die Basistherapeutika Interferone und Immunglobuline einen Trend zum positiven Effekt haben, Glatirameracetat sogar signifikant positiv mit der PHCS assoziiert ist, wohingegen Azathioprin, Kortikoide (cave: hier spielen Kortikoid-Bewertung und Bewertung der Schubeffekte eine Rolle!), Mitoxantron und Cyclophosphamid einen signifikanten negativen Zusammenhang mit der PCHS haben. Daraus darf nicht gefolgert werden, dass ein Medikament besser als ein anderes ist (hinsichtlich Wirkungen und Nebenwirkungen), da die Patientengruppen ja nicht in einem randomisierten doppelblinden prospektiven Studien-Design den Therapien zugeordnet wurden und sich daher naturgemäß in zahlreichen Variablen unterscheiden (Selektionseffekte); nicht unbedingt nur in den hier erfassten. Eine Wirksamkeitsfrage von Medikamenten kann mit dem vorliegenden Studiendesign (es handelt sich um eine Befragung!) nicht beantwortet werden. Ob also Glatirameracetat in nicht selektierten Gruppen und im prospektiven Verlauf auch einen signifikanten Vorteil hinsichtlich PHCS bietet kann, wie das die Daten hier suggerieren mögen, kann also nicht auf der Basis dieser Datenlage gesagt werden.

Mentale Lebensqualität. Lässt man für die Vorhersage der mentalen Lebensqualität (MHCS) auch die vier Faktoren F1-körperlich, F2-depressiv, F3-angespannt und

Tabelle 7.3: Prädiktion der mentalen Lebensqualität. * Jede folgende Zeile ist folgendermaßen zu lesen: Koeffizient · Prädiktor, die Summe aller Zeilen beschreibt dann das gesamte Regressionsmodell. P: Signifikanzniveau; R^2: Erklärter Varianzanteil der Zielvariable durch das Prädiktoren-Modell; Lfd. laufende Nummer der Prädiktoren.

MHCS (hohe Werte, gute mentale Lebensqualität)				$R^2 = 0{,}66$
Lfd.	Koeffizient*	Prädiktor	P	Bedeutung
1	110,6	(Konstante)	9E-98	
2	−19,1	DEPRESS	3E-38	Wenig depressiv
3	−8,4	DEPRSTOR	3E-09	Nicht depressiv
4	−4,0	GEDACHST	1E-03	Keine Gedächtnisstörungen
5	−3,3	MUSKSTOR	1E-02	Keine Muskelschwäche
6	−3,4	SWINDSTO	4E-03	Kein Schwindel
7	1,7	ZEITUNG	1E-02	Zeitungslesen gut möglich
8	−0,1	ALTER	4E-02	Alter jung
9	−2,5	STUHLSTO	5E-02	Keine Stuhlgangsstörungen

F4-Kommunikationsstörungen als Prädiktoren zu (nicht tabellarisch dargestellt), so ändert sich das Bild der Vorhersagbarkeit der mentalen Lebensqualität nur gering. Die Faktoren F1-körperlich, F2-depressiv und F3-angespannt haben eine signifikante Bedeutung für die Vorhersage, allerdings korrigiert um Gehstörungen und Rollstuhlabhängigkeit, welche eher einen günstigen Einfluss auf die MHCS haben, wenn die vier Faktoren in das Modell aufgenommen werden; ansonsten entspricht das Vorhersagemodell dem in Tabelle 7.3 dargestellten Modell, wo die vier Faktoren außer Acht gelassen wurden. Die mentale Lebensqualität, welche psychische und kognitive Aspekte beinhaltet, ist höher, wenn wenig Depressivität, keine Gedächtnisstörungen, keine Muskelschwäche, kein Schwindel, keine Störungen des Zeitungslesens, eher junges Alter vorliegen und keine Störungen mit dem Stuhlgang zu beklagen sind. Depression bzw. deren Abwesenheit spielt dabei bei weitem die größte Rolle im dargestellten Vorhersagemodell.

Zufriedenheit mit dem gesamten momentanen Leben. Lässt man für die Vorhersage der Zufriedenheit im momentanen Leben insgesamt auch die vier Faktoren F1-körperlich, F2-depressiv, F3-angespannt und F4-Kommunikationsstörungen als Prädiktoren zu (nicht tabellarisch dargestellt), so ändert sich das Bild der Vorhersagbarkeit der momentanen Zufriedenheit nicht, außer, dass dann F2 zusätzlich zu Depress in das Modell eingeht. Die Faktoren F1, F3, F4 spielen keine bedeutsame Rolle in dem Vorhersagemodell; diese Faktoren können für die Vorhersage der Zufriedenheit im momentanen Leben nichts Bedeutsames beitragen. Die Zufriedenheit mit dem gesamten momentanen Leben ist also in erster Linie von der Abwesenheit (bzw. geringer Ausprägung) von Depressivität, in zweiter Linie von ausreichenden Kontrollüberzeugungen und von der Fähigkeit zu gehen abhängig. Depression, Gehstörungen und geringe Kontrollüberzeugungen prädizierten am besten die Unzufriedenheit mit dem gesamten momentanen Leben (Tabelle 7.4).

Tabelle 7.4: Prädiktion der Zufriedenheit im gesamten momentanen Leben: * Jede folgende Zeile ist folgendermaßen zu lesen: Koeffizient · Prädiktor, die Summe aller Zeilen beschreibt dann das gesamte Regressionsmodell. P: Signifikanzniveau; R^2: Erklärter Varianzanteil der Zielvariable durch das Prädiktoren-Modell; Lfd. laufende Nummer der Prädiktoren.

Zufriedenheit im gesamten momentanen Leben (hohe Werte: unzufrieden)				$R^2 = 0,35$
Lfd	Koeffizient*	Prädiktor	P	Bedeutung
1	0,3	(Konstante)	1,16E-01	
2	1,0	DEPRESS	5,70E-19	Depressiv
3	0,1	TUN_GESU	1,55E-02	Kontrollüberzeugung gering
4	0,3	DEPRSTOR	1,15E-02	Depressiv
5	0,2	WIE_GEH	1,36E-02	Gehstörungen vorhanden

Mittlere Zufriedenheit über alle Lebensbereiche gemittelt. Die untersuchten Lebensbereiche waren Arbeitssituation, Wohnsituation, finanzielle Lage, Freizeit, Gesundheit, familiäre Situation, Freund- und Bekanntschaften und Leben insgesamt; beschrieben im Kapitel *Zufriedenheit mit Lebensbereichen, Situationen und Institutionen.* Lässt

Tabelle 7.5: Prädiktion der gemittelten Zufriedenheit über alle Lebensbereiche: * Jede folgende Zeile ist folgendermaßen zu lesen: Koeffizient · Prädiktor, die Summe aller Zeilen beschreibt dann das gesamte Regressionsmodell. P: Signifikanzniveau; R^2: Erklärter Varianzanteil der Zielvariable durch das Prädiktoren-Modell; Lfd. laufende Nummer der Prädiktoren.

Mittlere Zufriedenheit über alle Lebensbereiche (hohe Werte: hohe Zufriedenheit)				$R^2 = 0{,}31$
Lfd.	Koeffizient*	Prädiktor	P	Bedeutung
1	6,2	(Konstante)	7,29E-81	Konstante
2	−1,1	DEPRESS	4,28E-30	Wenig depressiv
3	0,3	PARTNER	1,35E-03	Partner vorhanden
4	0,01	ALTER	6,96E-03	Höheres Alter
5	−0,3	HARNSTOR	1,05E-02	Keine Blasenstörungen

man für die Vorhersage der mittleren Zufriedenheit über alle untersuchten Lebensbereiche auch die vier Faktoren F1-körperlich, F2-depressiv, F3-angespannt und F4-Kommunikationsstörungen als Prädiktoren zu (nicht tabellarisch dargestellt), so ändert sich das Bild der Vorhersagbarkeit der momentanen Zufriedenheit überhaupt nicht. Eine hohe gemittelte Zufriedenheit über mehrere Lebensbereiche hängt also weit überwiegend mit der Abwesenheit von Depressivität zusammen, hängt aber auch davon ab, ob jemand eine Partnerschaft hat, sich in einem höheren Alter befindet und das Glück hat, nicht an Blasenstörungen zu leiden (Tabelle 7.5).

Sachsen2003. In der sächsischen Lebensqualitätsstudie (Sachsen2003) [3] wurden überwiegend vergleichbare Zusammenhänge gefunden (allerdings mit der damaligen SF-36 und nicht mit der MSQOL-54-Skala gemessen). Soziodemographische Prädiktoren waren nur schwach wirksam auf Dimensionen der QOL, am ehesten noch auf die körperlichen Funktionen KÖFU. Dies konnte auch in der vorliegenden Studie festgestellt werden. Im Folgenden können ebenso wie in der vorliegenden Arbeit keine kausalen Schlüsse gezogen werden, so dass es sich lediglich um Zusammenhang-Beschreibungen handelt. Es ergab sich eine Zunahme der KÖFU-Aspekte von Lebensqualität im Zusammenhang mit Erwerbstätigkeit. Eine Verminderung der KÖFU-Aspekte von Lebensqualität stand im Zusammenhang mit Alter, Inanspruchnahme der Pflegeversicherung, Spastik und Blasenstörungen. Einen allenfalls geringen Einfluss auf die KÖFU hatten Rollstuhlabhängigkeit, Orthopädische Therapien, Physiotherapie, Reden mit dem Physiotherapeuten über die MS. Für die KÖRO (Körperfunktionsrollen) war die Erwerbstätigkeit günstig, jedoch ungünstig waren Alter, Inanspruchnahme der Pflegeversicherung und Spastik. Andere Einflussfaktoren traten in den Hintergrund. Auf die sozialen Funktionen (SOFU) negativ wirkten sich Blasenstörungen, Stuhlprobleme, Psychische Probleme und Rollstuhlbedürftigkeit aus. Für die emotionale Rollenfunktionen wirkten sich negativ aus: Psychische Probleme, Alter, Sprechstörungen, Psychotherapie (jemals in Anspruch genommen) und überwiegende MS-Behandlung durch Hausarzt (anstatt durch den Neurologen).

NRW2004. In der nordrheinwestfälischen Lebensqualitätsstudie (NRW2004) [2] wurden ebenfalls vergleichbare Zusammenhänge gefunden. Am meisten prädizierten Depressivität, Fatigue, daneben hoher EDSS, Muskelschwäche, sexuelle Störungen, passiv meidendes Coping, geringer auch Alter, Spastik, Gehstörungen (Kraft, Ausdauer), Verlaufsform (keine Schübe), Erwerbstätigkeit (gestört) und Darmstörungen einen schlechteren PHCS-Wert. Etwa 81 % der Varianz der PHCS konnte durch das Modell aufgeklärt werden.

Die mentale Lebensqualität (MHCS) wurde überwiegend vorhergesagt durch Depressivität, kognitive Störungen, passiv meidendes Coping und Fatigue, weniger durch Schwindelgefühl, Muskelschwäche und sexuelle Störungen. Etwa 73 % der Varianz der MHCS konnte durch das Modell erklärt werden.

Alternativmodell der DMSGS2006. Es wurden mit den DMSGS2006-Daten auch abgewandelte Modelle mit Regressionsanalysen überprüft, um zu zeigen, dass es sich bei den oben bezeichneten Modellen um robuste und konsistente Zusammenhänge handelt. Ein Beispiel sei hier exemplarisch in Tabelle 7.6 dargestellt. Als abhängige Größe wurde wieder eine Variable für Zufriedenheit bzw. Lebensqualität in das Modell eingegeben (zu prädizierende Variable). Unabhängige Größen (Prädiktoren) waren nun aber: Alternativmedikamente (jedes einzeln), mittlere Zufriedenheit mit Alternativmedikamenten, mittlere Zufriedenheit mit aktueller und mittlere Zufriedenheit mit früherer Immunmodulation, mittlere Zufriedenheit mit Informationsquellen, mittlere Zufriedenheit mit Institutionen, Rollstuhlabhängigkeit, Schubfrequenz, Konzentrationsstörungen, Gedächtnisstörungen, depressive Störungen, Störungen mit dem Stuhlgang, sexuelle Störungen, Blasenstörungen, Gangstörungen, Spastik, Muskelschwäche, Gefühlsstörungen, Sprechstörungen, Koordinationsstörungen, Schwindel, Lähmungen, Sehstörungen, Verlaufsform der MS, Verheiratetenstatus, Partnerschaft aktuell, Physiotherapie aktuell erhalten, Zufriedenheit mit Physiotherapie, Reha stationär schon einmal gehabt, Psychotherapie schon einmal gehabt, Anzahl von Reha-Behandlungen, Zufriedenheit mit dem Arzt, Schwerbehindertenausweis vorhanden, Zeitungslesen beeinträchtigt, Gleichgewichtsstörungen, Kontrollüberzeugungen, Eigene Kosten für MS, Nettoeinkommen, Alter, Krankheitsdauer, DEPRESS (Depressions-Score wie bereits in der DMSGS1996 verwendet), BMI.

Für die untersuchten Lebensqualitätsgrößen EQ5D-VAS und EQ5D-Index, MSQOL-54 und SF-36 waren Depression in erster Linie, Gleichgewichtsstörungen, Rollstuhlabhängigkeit und Lähmungen in zweiter Linie, gefolgt von Muskelschwäche, Gedächtnisstörungen und Gehstörungen bedeutsame Prädiktoren. Beachtlich auch hier wieder: Selbst die physische Lebensqualität (PHCS) war sehr stark von der Depressivität abhängig. Andererseits ging Muskelschwäche in die mentale Lebensqualität ein. Könnte dieser Zusammenhang ein Hinweis für einen Fatigue-Effekt sein? Leider wurde Fatigue in der vorliegenden DMSGS2006 nicht gemessen.

Die in Tabelle 7.6 dargestellten Zahlen sind am Beispiel der Lebensqualitätsmessung mittels Physischen QOL-Summenscore (PHCS) wie folgt zu lesen: Die Zielgröße befindet sich in der ersten Spalte, z. B. ist der ‚physische QOL-Summenscore' eine solche Zielgröße, also eine zu prädizierende Größe. Die folgenden Spalten bezeichnen die Prädiktoren. Der physische QOL-Summenscore (PHCS) wird in erster Linie prädiziert durch Depressivität (Prädiktor 1: Depr; je depressiver, desto geringer die QOL), in zweiter Linie durch Gleichgewichtsstörungen (Prädiktor 2: Glge; Vorhandensein mindert QOL), in dritter Linie durch Spastik (Prädiktor 3: Spas; Vorhandensein mindert QOL), in vierter Linie durch Muskelschwäche (Prädiktor 4: Mus; Vorhandensein mindert QOL), in fünfter Linie durch Rollstuhlabhängigkeit (Prädiktor 5: Rolli;

Vorhandensein mindert QOL), in sechster Linie durch Gefühlsstörungen (Prädiktor 6: Fühl; Vorhandensein mindert QOL), in siebter Linie durch Sexualfunktionsstörungen (Prädiktor 7: Sex; Vorhandensein mindert QOL), während die anderen Prädiktoren Gedächtnisstörungen (Gedä), Gehstörungen (Geh), Störungen des Zeitungslesens Zeitu) und Lähmungen (Läh) in dieser Befragung keinen relevanten prädiktiven Wert zur Voraussage der Zielgröße hatten. ‚Lähmungen' spielte hier keine Rolle, obwohl ‚Muskelschwäche' eine Rolle spielte; das liegt vermutlich daran, dass Patienten mit dem Begriff ‚Muskelschwäche' mehr anfangen können als mit dem für sie abstrakten Begriff ‚Lähmung'. In künftigen Patienten-Befragungen ist es vielleicht günstiger, den Begriff ‚Muskelschwäche' anstatt ‚Lähmung' zu verwenden.

Die Zufriedenheitsgrößen (diese Befragung; Neurologen; Lebensbereiche) zeigten abgesehen von einem bedeutsamen Zusammenhang mit Depression nur Zusammenhänge mit anderen Zufriedenheitsgrößen (Arzt, Physiotherapeut, andere Institutionen). Weder andere krankheitsbezogene Variablen noch soziodemographische oder sozioökonomische Variablen spielten eine wesentliche Rolle.

Die in Tabelle 7.6 dargestellten Zahlen sind am Beispiel der Zufriedenheit mit Neurologen wie folgt zu lesen. Die Zielgröße befindet sich in der ersten Spalte, z. B. ist die Zufriedenheit mit Neurologen eine solche Zielgröße, also eine zu prädizierende Größe. Die folgenden Spalten bezeichnen die Prädiktoren. Die Zufriedenheit mit

Tabelle 7.6: Lineare schrittweise Regressionsmodelle zur Erfassung von Zufriedenheit und Lebensqualität in Abhängigkeit von den im Text bezeichneten Variablen. Leere Zellen: keine signifikanten Zusammenhänge; Ziffern in den Zellen: Rangfolge signifikanter Zusammenhänge (kleine Ziffer: stärkerer Zusammenhang; große Ziffer: kleinerer Zusammenhang). Depr: Depressionsskalen (DEPRESS und Deprstor); Rolli: Rollstuhlabhängigkeit; Läh: Lähmungen; Glge: Gleichgewichtsstörungen; Mus: Muskelschwäche; Spas: Spastik; Fühl: Gefühlsstörungen; Sexualfunktionsstörungen, Gedä: Gedächtnisstörungen; Geh: Gehstörungen (Kraft, Ausdauer); Zeitu: Zeitungslesen.

Lebensqualität

Abhängige Variable	R^2	Depr	Rolli	Läh	Glge	Mus	Spas	Fühl	Sex	Gedä	Geh	Zeitu
EQ5D-Index	0,50	2	1	3	4							
EQ5D-VAS	0,46	1	3		2	4						
Physischer QOL-Summenscore	0,70	1	5		2	4	3	6	7			
Mentaler QOL-Summenscore	0,63	1				3				2		
SF36-Summenscore	0,61	1	2				4				3	5
Rangmittelwert:		**1,2**	**2,8**	**3**	**2, 7**	**3, 7**	**3,5**	**6**	**7**	**2**	**3**	**5**

Zufriedenheit

Abhängige Variable	R^2	Depr	Zufr (Inst)	Zufr (Arzt)	Zufr (Phys)
Zufriedenheit mit dieser Befragung	0,19		1		
Zufriedenheit mit Neurologen	0,25		1	2	3
Mittlere Zufriedenheit/Lebensbereiche [7; 1]	0,32	1	2		
Rangmittelwert:		**1**	**1,3**	**2**	**3**

Neurologen wird in erster Linie prädiziert durch die Zufriedenheit mit Institutionen (Prädiktor 1), in zweiter Linie durch die Zufriedenheit mit dem die MS behandelnden Arzt (Prädiktor 2) und in dritter Linie durch die Zufriedenheit mit dem Physiotherapeuten (Prädiktor 3), nicht jedoch durch Depressivität. Prädiktor 1 ist quasi ein „Generalfaktor"; die Zufriedenheit mit anderen Institutionen wurde durch arithmetische Mittelung der Zufriedenheitsskalen über 15 Institutionen und Situationen (Neurologe, DMSG, Familie, Freunde, Hausarzt, diese Befragung, Universität, ‚das gesamte momentane Leben', Krankenkasse, Nichtbetroffene, Finanzen, Gesundheit, Beruf, Landesregierung Berlin, Bundesregierung). Prädiktor 1 ist nicht unabhängig von der Zielgröße, da dort die Zufriedenheit mit dem Neurologen enthalten ist. Prädiktor 2 erklärt sich von selbst, da in den meisten Fällen der die MS behandelnde Arzt identisch mit dem Neurologen ist. Dass der Faktor 2 einen hohen Vorhersagewert hat, zeigt jedoch, dass die Bewertung des MS-Behandlers konsistent zu sein scheint. Prädiktor 3, die Zufriedenheit mit dem Physiotherapeuten, ist ein unabhängiger Prädiktor. Die Zielgröße ‚Mittlere Zufriedenheit/Lebensbereiche' in Tabelle 7.6 beinhaltet die arithmetische Mittelung von 8 Zufriedenheitsskalen (Arbeitssituation, Wohnsituation, finanzielle Lage, Freizeit, Gesundheit, familiäre Situation, ‚Beziehung zu Freunden, Nachbarn und Bekannten', ‚insgesamt in Ihrem Leben'). Diese Zielgröße wird vorhergesagt durch geringe Depressivität in erster Linie und durch die Zufriedenheit mit Institutionen (Mittelwert aus 15 Zufriedenheitsskalen). Depressivität war in dem dargestellten alternativen Regressionsmodell lediglich relevant zur Vorhersage der über alle Lebensbereiche gemittelten Zufriedenheit. Die Relevanz von Depressivität für die Lebensqualität war also größer als die Relevanz für die Zufriedenheit mit dieser Befragung und mit Neurologen. Die komplexe und holistische Größe „mittlere Zufriedenheit" jedoch war wieder deutlich abhängig von der Depressivität.

Anders herum betrachtet: Depressivität war also keine relevante Störgröße, wenn es um die Beurteilung der Befragung ging; wir gehen davon aus, dass Depressivität nicht zu einem Motivationsverlust bei Beantwortung der Fragen führte. Da die Zielgröße – Zufriedenheit mit dieser Befragung – im Regressionsmodell nur von der mittleren Zufriedenheit mit Institutionen vorhergesagt wurde, denken wir, dass die Bewertung dieser Befragung neben den spezifischen Einstellungen dieser Befragung gegenüber durch eine pauschale, generelle Einstellung institutionellen Dingen gegenüber geprägt war. Dass dieser Generalfaktor ein relativ robustes, konstantes Persönlichkeitsmerkmal war, lässt sich vermuten, insbesondere, wenn man sich die 10-Jahres-Verlaufsdaten anschaut, wo sich kaum Veränderungen in den Zufriedenheitsskalen bei jeder einzelnen Person zeigten (*Kapitel Zehn-Jahresverlauf von Behinderung und Zufriedenheit*).

Die beiden fast identischen Items zur Bewertung der Zufriedenheit im Leben ‚Zufriedenheit mit dem gesamten momentanen Leben' (Liste der Institutionsbewertungen) und ‚Zufriedenheit insgesamt im Leben' (Liste der Lebensbereichsbewertungen) unterscheiden sich kaum im Wortlaut. Sie unterscheiden sich jedoch im Kontext, in dem sie stehen. Die erste Bewertung wird in einer Liste aus Fragen zu Institutionen des Gesundheitssystems abgegeben, wo unter anderem die ungeliebten politischen Institutionen stehen, während die zweite Bewertung in einer Liste aus Fragen zu eigenen Lebensbereichen erfolgt, wo es zum Beispiel auch um die geliebte Familie und um Freunde geht. Der zweite Unterschied besteht darin, dass die erste Bewertung auf einer Notenskala [1; 6] vorgenommen wird und die zweite Bewertung auf einer [7; 1]-Skala. Der Korrelationskoeffizient zwischen den Einträgen in beiden Bewertungsskalen betrug −0,48 (p = 2,4E-54), der hoch war, jedoch nicht so hoch wie zu erwarten, wenn es sich doch um quasi um ein und dieselbe Bewertung handelt. Hier manifestieren sich die vorab beschriebenen kontextabhängigen Bahnungs- und Kontrasteffekte, die immer zu berücksichtigen sind, wenn man Befragungen durchführt (Kapitel *Glück, Wohlbefinden, Zufriedenheit und Lebensqualität*).

Zusammenfassend kann gesagt werden, dass für alle Dimensionen von HRQOL depressive Störungen eine überragende Bedeutung haben; dies bestätigen auch die NRW2004-Studie, die Sachsen2003-Studie und die DMSGS1996. Große Übereinstimmungen in der Bedeutung von Prädiktoren auf die Lebensqualität zwischen den Studien zeigte sich in einigen Variablen. Diese konsistenten Zusammenhänge werden im Folgenden für die körperlichen und mentalen (kognitiven, psychischen, sozialen) Aspekte von Lebensqualität kurz zusammengefasst.

Auf die körperlichen Aspekte von Lebensqualität wirken sich Spastik (Sachsen2003, NRW2004, DMSGS2006, Alternativmodell), Depressivität (NRW2004, DMSGS2006, Alternativmodell), sexuelle Funktionsstörungen (NRW2004, DMSGS2006, Alternativmodell), hoher EDSS-Schätzwert (NRW2004, DMSGS2006), beeinträchtigte Erwerbstätigkeit (Sachsen2003, NRW2004), Rollstuhlabhängigkeit (Sachsen2003, DMSGS2006), Gehstörungen (NRW2004, DMSGS2006) und Verlauf ohne Schübe (NRW2004, DMSGS2006) beeinträchtigend aus. Darüber hinaus zeigte sich eine beeinträchtigte physischen Lebensqualität im Zusammenhang mit passiv-meidendem Coping in der NRW2004.

Auf die mentalen (psychisch, kognitiv, sozial) Aspekte von Lebensqualität wirken sich Depressivität (Sachsen2003, NRW2004, DMSGS2006, Alternativmodell), Gedächtnis- und andere kognitive Störungen (NRW2004, DMSGS2006, Alternativmodell), Schwindel (NRW2004, DMSGS2006, Alternativmodell), Muskelschwäche (NRW2004, DMSGS2006, Alternativmodell), Darmstörungen (Sachsen2003, DMSGS2006) und höheres Alter (Sachsen2003, DMSGS2006) beeinträchtigend aus.

Darüber hinaus zeigten die NRW2004-Daten eine klare Beeinträchtigung der mentalen Lebensqualität durch Fatigue und passiv-meidendes Coping. Beide Dimensionen, Fatigue und Coping, wurden in der DMSGS2006 leider nicht mittels Skalen und Messinstrumenten abgefragt.

Auch für die gegenwärtige Zufriedenheit im gesamten Leben spielt Depression die wichtigste Rolle neben Kontrollüberzeugungen und Gehstörungen. Fehlende Depressivität, vorhandene Partnerschaft, höheres Alter und gute Blasenfunktion waren Faktoren, die mit einer guten mittleren Zufriedenheit über alle Lebensbereiche verbunden war.

Dass depressive Stimmung (negative Emotionen) und geringe Kontrollüberzeugungen eine Rolle für die aktuelle Unzufriedenheit und dass Depression allein eine wesentliche Rolle für die geringe mittlere Zufriedenheit über alle Lebensbereiche spielt, haben wir in den Einleitungen der Kapitel *Glück, Wohlbefinden, Zufriedenheit und Lebensqualität allgemein* und *Alternative und komplementäre Verfahren* als in der Literatur beschrieben bereits besprochen. Unsere Daten bestätigen diesen Zusammenhang in ausgeprägter Form für MS-Kranke. Bei MS-Kranken ist Depression offenbar von entscheidender Bedeutung für geringe Zufriedenheit und für geringe Lebensqualität (zumindest für geringe HRQOL).

Dass höheres Alter zu mehr Zufriedenheit trotz geringerer gesundheitsbezogener Lebensqualität führen kann, ist kein Widerspruch: MS-Kranke haben mit zunehmenden Alter mehr Beschwerden und Behinderungen, können in der Gesamtbewertung dennoch zufriedener sein, was der 10-Jahresverlauf unserer Kohorte (n = 72) zeigte (im Kapitel *Zehn-Jahresverlauf von Behinderung und Zufriedenheit*). Während Glück einen überwiegend emotionalen Aspekt beinhaltet und retrospektiv verzerrt meist günstiger wahrgenommen wird als objektiv zu vermuten wäre, beinhaltet Zufriedenheit mehr kognitive Aspekte und kann eine Soll-Ist-Bilanz zum Ausdruck bringen; bei pessimistischer Sicht fällt diese Bilanz dann positiv aus, wenn der tatsächliche Verlauf besser ausfällt als erwartet. Außerdem arrangiert man sich mit seinen Behinderungen, gewöhnt sich daran, lernt damit umzugehen und findet Aktivitäten, die Spaß machen und die auch mit Behinderung möglich sind. Ermöglicht werden solche Strategien durch aktives und problemorientiertes Coping (Krankheitsbewältigung).

Passiv-vermeidendes Coping wirkt sich so vermutlich negativ auf Zufriedenheit und physische und mentale Lebensqualität aus [2].

7.2 Welche Krankheitsverarbeitung bringt ein Plus an Lebensqualität?

Information über Auswirkungen der Stressoren, die mit chronischer Krankheit verbunden sind und Erarbeiten von Möglichkeiten der besseren Bewältigung der Stressoren, zum Beispiel in Form von Seminaren zur Krankheitsbewältigung (Coping) sind hilfreich für die Ausbildung von mehr Zufriedenheit und Lebensqualität. Coping-Training wird also als nützlich angesehen [4]. So hat die Berliner DMSG 2006 ein solches 6teiliges Seminar für eine Patientengruppe angeboten, welche eine hohe Zufriedenheit gegenüber dem Seminar angaben (Note 1 bis 2) und die Mehrheit angab, sie könnten das im Seminar gelernte im Alltag nutzen. Inzwischen wurden auch günstige Erfahrungen mit ähnlichen Seminaren publiziert [5].

Welches Coping ist aber nun günstig? Man kann man das bisher in der Literatur publizierte Wissen über Coping und Lebensqualität kurz zusammenfassend darstellen [6], was hier geschehen soll. Angegeben werden in den folgenden Zeilen günstige Strategien der Kranheitsbewältigung (Krankheitsverarbeitung) in den verschiedenen Phasen des Verarbeitungsprozesses bei chronischer Krankheit aus der Sicht Betroffener.

Vordiagnosephase: Ich äußere Sorgen. Ich artikuliere Gefühle. Ich gebe Probleme zu. Ich versuche zu wichtigen Entscheidungen zu kommen. Ich rede über meine Probleme.

Diagnosephase: Ich suche Informationen. Ich verhalte mich auf die Krankheit ausgerichtet. Ich frage nach Therapieoptionen und nach Hintergründen der Therapie. Ich bin im Sozialleben aktiv. Ich gehe auf andere zu, suche Kontakte und unterhalte Kontakte.

Phase der Suchbewegung: Ich motiviere mich, aktiv mein Leben zu gestalten mit der Krankheit. Ich denke positiv. Ich bin in der Lage Gutes wahrzunehmen. Ich nutze meinen Humor. Ich bin sozial aktiv. Ich gehe bewusst mit den mir gesetzten Grenzen um. Ich suche Kontakte zu Gleichbetroffenen und Gleichgesinnten. Ich finde Trost im Wissen, dass ich nicht alleine bin und dass es auch anderen ähnlich geht wie mir.

Konsolidierungsphase: Ich bewahre mir ein realistisches Maß an Unabhängigkeit. Ich bin aktiv. Ich pflege mich selbst, wo ich kann. Ich strebe Ziele an und arbeite darauf hin. Ich erprobe neue Rollen im Alltagsleben. Ich antizipiere, was sein wird, wenn die Krankheit fortschreitet. Ich bin vorbereitet auf die Veränderung meiner Verlaufsform. Ich lasse mir helfen, wo dies nötig ist.

Etwa die Hälfte der MS-Patienten hat ein günstiges Coping [4]. Gutes Coping bedeutet dabei, dass es langfristig vorteilhaft ist, insbesondere für die Lebensqualität. Als günstige Krankheitsverarbeitung ist einzustufen: problemanalytisches Verhalten (aktiv und problemorientiert), emotional zuversichtliche Grundhaltung, Ablenkung (z. B. Freizeitgestaltung, schlechte Gedanken nicht langfristig zulassen), aber auch Religiosität und Sinnsuche [7]. Die andere Hälfte der MS-Patienten zeigt ein schlechtes Coping, was sich langfristig nachteilig auf die Lebensqualität auswirkt. Als eher ungünstig gelten: Passivität, Rückzug, Unterdrücken von Emotionen (Verdrängung oder Bagatellisierung), Dissimulation (Symptome nicht wahr haben wollen, nicht zugeben wollen) [4, 7].

Es folgen zusammenfassend Faktoren, welche günstiges Coping fördern können [7]. Faktoren, die günstiges Coping fördern, sind höheres Alter und längere Krankheitsdauer (mehr Zeit sich auseinanderzusetzen; der erste Schock ist überwunden). Dieser Aspekt mag eine Rolle spielen bei unserem Regressionsmodell, wo Alter einen günstigen Einfluss auf die Zufriedenheit in Lebensbereichen ausübte.

Faktoren, die mit günstigem Coping im Zusammenhang stehen (Kausalität unklar) sind eine hohe Lebenszufriedenheit (hier könnte vielleicht eine positive Rückkopplung auftreten: gutes Coping fördert Lebenszufriedenheit und Lebenszufriedenheit fördert Coping), ein großer Freundeskreis, viel Kontakt zu den Freunden und eine intakte Paarbeziehung.

Kaum Einfluss auf das Copingverhalten haben der Schweregrad der Erkrankung, die Länge der Remission, die Schubrate und die Häufigkeit der Inanspruchnahme professioneller Hilfe.

Bei MS ist die Lebenszufriedenheit schlechter als bei vielen anderen chronischen Erkrankungen; z. B. entzündliche Darmerkrankungen, rheumatoide Arthritis, siehe hierzu auch Kapitel *Lebensqualität bei chronischer Krankheit*. Möglicherweise liegt das an den spezifischen Störungsmustern bei MS (z. B. Fatigue, kognitive Störungen, neurologische Ausfälle), aber vielleicht auch an prämorbiden Eigenschaften (z. B. Persönlichkeit?) und damit verbundenen unterschiedlichen Coping-Strategien.

Aus Kapazitätsgründen (der Fragebogen war schon umfangreich genug) wurde Coping in der DMSGS2006 nicht erfasst. In der NRW2004-Befragung jedoch zeigte sich ein klarer Zusammenhang zwischen passiv meidender Krankheitsverarbeitung und sowohl schlechter physischer als auch schlechter mentaler Lebensqualität [2].

7.3 Wie können Menschen ihr Leben glücklicher gestalten?

In diesem Kapitel werden Literaturangaben zusammengefasst, welche Aussagen machen, wie man Zufriedenheit und Lebensqualität günstig beeinflussen kann, aber auch Ergebnisse der vorgelegten Studie (DMSGS2006), die diese Aussagen stützen, im Kontext erläutert.

7.3.1 Wege aus der Depression, Wege zur Zufriedenheit und Lebensqualität

Depression war der Hauptfaktor bei unserer Zusammenhangsanalyse für Unzufriedenheit mit dem gesamten Leben und mit den Lebensbereichen, aber auch für schlechte gesundheitsbezogene Lebensqualität, und zwar sowohl körperlich als auch mental (psychisch und kognitiv). Dieses Ergebnis reproduziert die Daten der vergleichbaren

Befragung in Nordrheinwestfalen [2]. Depression wirkt dabei unabhängig von körperlicher Behinderung. Depression lässt sich also nicht damit erklären, dass jemand eine stärkere Behinderung hat. Depression scheint aber dazu zu führen, dass die körperliche Behinderung katastrophaler erlebt wird als ohne Depression. Wir können nicht sagen, ob die hier durch Befragungen bestimmte Depressivität eine Depression von Krankheitswert im psychiatrischen Sinn darstellt. Wenn wir hier verkürzt von Depression sprechen, müssten wir genau genommen von depressivem Syndrom oder Depressivität sprechen; wir tun dies nicht zu Gunsten einer bessern Lesbarkeit.

Zunächst liegt der Schluss nahe, wenn Depression eine so mächtige Rolle bei Unzufriedenheit mit dem Leben und mit den Lebensbereichen spielt, dass eine relevante (beeinträchtigende) Depression, wann immer sie auftritt, so schnell und konsequent wie möglich behandelt werden sollte. Neben der Psychotherapie haben dabei die Antidepressiva einen hohen Stellenwert.

Die Antidepressiva sind aber in der Bevölkerung schlecht angesehen, vor allem aufgrund von Vorurteilen, (Intuition: „... kann ja nicht gut sein, man wird davon abhängig") und von Fehlinformation, Falschinterpretation von Studiendaten, wie beispielsweise durch die Metaanalyse von Kirsch [8] induziert. Die letztgenannte Publikation wurde auch von ärztlicher Seite heftig kontrovers diskutiert und führte zu Verunsicherung in der öffentlichen Diskussion.

Ärzte sollten nicht müde werden, mit dem Vorurteil aufzuräumen, Antidepressiva würden die Persönlichkeit verändern, abhängig und süchtig machen, ruhig stellen, seien teuer verkaufte Drogen, die nur dem Ziel Pharmafirmen reich zu machen dienen, sie seien wie eine „chemische Keule", die den Patienten schaden oder diese unmündig machen, usw. Alle diese Aussagen sind nämlich falsch, polemisch oder sind inhaltsleere Allgemeinplätze. Sie sind mindestens so schädlich, wenn sie erfolgreiche Depressionstherapie verhindern, wie das Vorurteil, Antidepressiva seien Glückspillen, wenn letzteres in der endgültigen Konsequenz zu einem Missbrauch dieser Arzneimittel durch Gesunde führt. Gesunde Personen profitieren von den Mitteln nämlich nicht und haben nur das Risikoprofil an UAW zu tragen, ohne rechtfertigenden Nutzen.

Antidepressiva sind keine Vertreter aus der Gruppe der „chemischen Keulen". Ganz im Gegenteil: Die Antidepressiva sind wertvolle zugelassene Mittel gegen eine Krankheit, nämlich Depression (genauer: gegen depressive Syndrome), die nach heutigem Kenntnisstand sogar Nervenzellen im Gehirn schützen können, ja sogar deren Neubildung anregen können; dies spielt beispielsweise eine Rolle zur Risikoreduktion einer (Jahrzehnte) später auftretenden Demenz, wofür eine Depression einen Risikofaktor darstellt (so die heutige Sicht der Dinge) [9]. Dabei spielt die Ursache der Depression keine besonders große Rolle (wohl aber eine wichtige Rolle für die Psychotherapie). In der Tat wird die Stärke der Wirksamkeit immer wieder öffentlich diskutiert [8, 10]; die meisten Studien, darunter vor allem die Zulassungsstudien belegen jedoch bei relevanten depressiven Störungen die Wirksamkeit, wohl abhängig in der Effektstärke von der Stärke der zu behandelnden Depression. Je depressiver ein Patient, desto wirksamer das Antidepressivum. Wen wundert das? Deshalb sind Antidepressiva auch weltweit zugelassen.

Da bei Depression mit relevantem Ausmaß Antidepressiva zugelassen, indiziert und geboten sind, sollten diese entsprechend der Indikation auch verordnet werden. Dass es günstige Effekte auf die langfristige Lebensqualität geben könnte und auf die langfristige Gehirn-Qualität (Schutz vor geistigem Abbau?) ist eine hoffnungsvolle Spekulation, wenngleich langfristige prospektive Studien hierzu bei MS noch fehlen. Die oben zitierten Zusammenfassungen zur Neurobiologie der Depressionsbehandlung und die im vorliegenden Buch dargestellten Zusammenhänge zwischen Depression und Lebenszufriedenheit/Lebensqualität machen die Empfehlung plausibel.

Man könnte glauben, MS sei keine Krankheit, bei der typischerweise Depression auftritt. Jedoch selbst bei ganz frühen MS-Stadien, selbst im Stadium, wenn die Diagnose noch gar nicht gestellt werden kann (so genanntes Clinically Isolated Syndrome mit Verdacht auf MS, kurz CIS), so zeigen kürzlich publizierte Daten, treten bereits bei ca. 28% der Betroffenen relevante depressive Symptome auf. Außerdem bemerken die CIS-Betroffenen häufig Symptome der Fatigue (ca. 25% auffällig; n = 71) bei relativ gutem kognitiven Leistungszustand (ca. 13% auffällig; n = 71) und geringen neurologischen Ausfällen; der EDSS war 1.0 (Median), die Patienten waren also nicht behindert. Die Lebensqualität zeigte sich dabei bereits leicht reduziert (80 Punkte in der EQ5D-VAS) [11]. In einer anderen Kohorte (n = 236) mit früher MS (Krankheitsdauer Mittelwert ca. 19 Monate; EDSS Median 2.0) hatten 31% eine relevante Depression, ca. 42% eine relevante Fatigue und ca. 25% kognitive Störungen. Die Lebensqualität zeigte sich ebenfalls leicht reduziert (80 Punkte in der EQ5D-VAS) [12]. Beide Kohorten zeigen: Die Depression ist nicht nur häufig bei MS, sie ist oft schon zu Beginn der Erkrankung messbar. In diesem frühen Stadium der MS sind es die psychischen Faktoren, welche mehr Relevanz haben, als die körperlichen Symptome und Behinderungen.

Der therapeutische Einsatz beinhaltet individuell geplante antidepressive Medikation, psychotherapeutische Maßnahmen oder eine Kombination aus beiden Behandlungsoptionen.

Fatigue, Depressivität und passiv-meidende Copingstrategien (depressives Coping, bagatellisierendes Coping) sind der körperlichen als auch der mentalen Lebensqualität abträglich und kognitive Störungen darüber hinaus ungünstig für die mentale Lebensqualität [2]. Die hier vorgestellte Studie kommt hinsichtlich Depression und kognitive Störungen zu einem ähnlichen Ergebnis. Eher günstig scheinen aktiv-problemorientierte, sinnsuchende (und religiöse), möglicherweise auch ablenkende Coping-Strategien zu sein [13]. Hier ergeben sich auch Gesichtspunkte, mit Hilfe eines Coping-Trainings solche günstigen Coping-Strategien zu fördern [5].

Die beste Therapie ist die Prophylaxe. Akuter starker Stress (Botenstoffe: Adrenalin, Noradrenalin) hat weniger anhaltenden Einfluss auf Glück und Lebensqualität als chronischer „Dauerstress". Dies ist auch in der neurobiologischen Grundlagenforschung bekannt. Chronischer Dauerstress gilt als Risikofaktor für Depression und (spätere) Demenz, sowie für kardiovaskuläre und zerebrovaskuläre Krankheiten. Als Botenstoff des chronischen Stress, der insbesondere auf den Hippocampus im limbischen System des Gehirns neuronenschädigende Wirkung entfaltet muss insbesondere das Hormon Kortison (verwandte Kortikoide) angeschuldigt werden. Im Gegensatz zur nur kurzfristig wirksamen, von außen zugeführten Kortikoid-Pulstherapie zur intravenösen Behandlung des Schubes handelt es sich bei chronischem Stress um eine Dauerstimulation durch körpereigenes Kortison, was im Laufe der Monate und Jahre seine Wirkung entfaltet [14]. Erst diese Dauerstimulation scheint zu einer Schädigung im limbischen System zu führen [9]. Die Schubtherapie mit Glucokortikosteroiden (Kortikoiden, z. B. Methylprednisolon) ist in dieser Hinsicht als harmlos zu bezeichnen. Zusammenfassend sollten chronisch Kranke nicht mehr versuchen sich zu überfordern, indem sie 110%-Dauerleistung zu erbringen versuchen, sondern sollen sich in ihrem Leben auf gute 85% der Maximalleistung einrichten. Dann bleiben noch Reserven (für „Notfälle"), also 15 % Leistung, die nicht ausgeschöpft wird.

Daneben sind Kontrollüberzeugungen stressabbauend wirksam (nicht nur in Tierversuchen) und führen zu mehr Zufriedenheit und weniger Depressivität. Dies zeigen auch die Daten der vorliegenden Studie. Kontrollüberzeugungen können auf unterschiedliche Weise geschaffen werden: Zeitmanagement, Überforderung vermeiden, Verzicht auf Maximierung, Denkpausen einlegen, Aktivität, Informiertsein, Handeln anstatt Lamentieren, sich etwas Gutes tun, sich etwas gönnen, usw.

Der Bundesverband der Deutschen Multiple Sklerose Gesellschaft (DMSG) in Hannover hat 2001 ein deutsches MS-Register eingerichtet. Inzwischen sind etwa 10 000 Datensätze aus 96 Zentren erfasst, die auswertbar sind. Der Frauenanteil betrug 71,4%, das mittlere Alter lag bei 44 (SD 11,7) Jahren, die mittlere Krankheitsdauer bei 12,3 (SD 9,3) Jahren, 53,3% der Patienten hatten einen schubförmigen Verlauf, der EDSS betrug 3,5 (Median). Fatigue lag in 64,7% der Fälle vor, Spastik in 63,2%, Blasenstörungen bei 60,7%, Ataxie bei 48,4% und kognitive Störungen bei 38,6%, Depression bei 38,0%. Bei früher MS (weniger als 2 Jahre Krankheitsdauer) dominierte die Fatigue. Die Autoren schlussfolgern, dass die MS-bedingten Symptome Fatigue, Depression und kognitive Störungen sowohl im frühen als auch im späten Krankheitsverlauf eine große Rolle für die Lebensqualität der Betroffenen spielen [15]. Immer mehr wird uns klar, dass gerade die „unsichtbaren" Symptome Depression, Fatigue und kognitive Störungen die Lebensqualität dominieren, umso mehr, da in unserer Wissens- und Informationsgesellschaft solche Störungen besonders einschneidend für das Berufs- und Privatleben sind. Therapieoptionen für diese Störungen werden im folgenden Kapitel beschrieben. Eine wichtige Maßnahme ist es jedoch, zunächst die Patienten über diese Symptome als Ursache für das Scheitern in der Alltagswelt aufzuklären und namentlich zu nennen. Das erfordert zunächst im Einzelfall Kenntnis über das Vorliegen solcher Störungen die nach entsprechender Untersuchung durch Tests, Fragebögen und Messinstrumente. gewonnen werden kann. Die dem Patienten vermittelte Erkenntnis über die Zusammenhänge bei ihm selbst bringt Entlastung und „Entschuldung". Denn häufig geben Außenstehende die Schuld für Nichterfüllung der Rollenfunktion den Kranken, die wiederum sich selbst oder den Außenstehenden die Schuld für die Konflikte geben.

Die Krankheitsverarbeitung und der Umgang mit der Krankheit sollten aktiv, problemorientiert, offen und ehrlich sein, verbunden mit positiven Gefühlen (hoffnungsvoll, aber realistisch), mit Sozialkontakten und einem ausreichenden Maß an Ablenkung, so wie im Kapitel *Welche Krankheitsverarbeitung bringt ein Plus an Lebensqualität* dargelegt. Psychotherapie (vor allem kognitive Verhaltenstherapie, aber auch Gesprächstherapie) oder auch der Besuch von speziellen Seminaren können hilfreich sein, die Krankheitsbewältigung zu verbessern. Sozialaktivitäten und im Rahmen der Möglichkeiten auch Sport und Bewegung, also z. B. Laufen, zügiges Gehen, Fitnesstraining, aktive Physiotherapie, individuell angepasst an Fähigkeiten und Einschränkungen des Betroffenen.

Im Folgenden sind kurz Tipps für den Alltag aufgelistet, die geeignet sind, Glücksempfinden und Zufriedenheit zu verbessern und die eine ausreichende wissenschaftliche Basis haben, so dass sie hier empfohlen werden können. Es handelt sich überwiegend um Punkte, die bereits in den vorangehenden Kapiteln erläutert wurden.

Lieber häufig kleine als selten große Glückserlebnisse. Man sorgt besser für häufige kleine glückliche Ereignisse, darunter auch Flow-Erlebnisse (glücklich vertieft in eine interessante Beschäftigung, z. B. Arbeit, Hobby) als für seltene intensive glückliche Ereignisse (z. B. Lottogewinn, großer Urlaub) [16, 17].

Selbst nach heftigen Unglückserlebnissen kann man rasch wieder glücklich werden (Gewöhnung; Anpassung) [18].

Glückliche Menschen sind eher aktiv (Flow-Erleben), extravertiert, sozial aktiv, schätzen Ziele realitätsnah ein, sind optimistisch und haben viel Selbstwertgefühl.

Obwohl Temperament in hohem Maße vererbt wird (5-HT – Stoffwechsel) kann man „Glücklichsein" trainieren [19].

Kontrollüberzeugungen fördern Glück (eigene Daten im Kapitel *Lebensqualität und Basisdaten* und Literaturüberblick im Kapitel *Alternative und komplementäre Verfahren*). Langfristig sind realistische Kontrollüberzeugungen vermutlich günstiger als bloße Kontrollillusionen (bei unwirksamen Therapien holt einen irgendwann die Wirklichkeit ein).

Glück vermindert auch Symptome, Beschwerden und Krankheitsfolgen, siehe im Kapitel *Alternative und komplementäre Verfahren.*

Vergleiche führen häufig kurzfristig, mittel- oder langfristig zur Verminderung von Glückserleben. Selbst Vergleiche, die positiv für einen sind, können im Zeitverlauf ihr Gesicht ändern und negativ werden, z. B. wenn ein anderer Patient zwar schwer behindert, aber stabil im Verlauf ist, und man selber ihn bezüglich Behinderung „überholt". Dies liegt an Kontrast- und Bahnungseffekten (*Kapitel Glück, Wohlbefinden, Zufriedenheit und Lebensqualität*).

Sozialkontakte sind günstig. Gerade die Kontakte zu ähnlich Betroffenen helfen dem MS-Kranken; dem liegt das Prinzip der Selbsthilfeorganisation DMSG zugrunde. Besonders Partnerschaft war in der vorliegenden Studie ein wichtiger Einflussfaktor für die Lebensqualität (*Kapitel Lebensqualität und Basisdaten*). Dies wird auch in der Literatur so beschrieben (im Kapitel *Glück, Wohlbefinden, Zufriedenheit und Lebensqualität*).

Genügsamkeit (satisficer, die Genügsamen) macht glücklicher als Maximierungsbestreben (maximizer, die Gewinnmaximierer). Realistische, aber erreichbare Ziele zahlen sich aus. Sorge deshalb für weniger Entscheidungsaufwand, und erhalte damit weniger Enttäuschungen und erleide weniger Stress. Es muss nicht immer das Beste sein, das gerade Ausreichende tut es oft genauso gut, oft sogar besser, wenn man an die langfristige Zufriedenheit denkt. Vermeide es, gar keine Wahl zu haben (Kontrollüberzeugung geht verloren) und vermeide es, zu viele Alternativen zu haben (der Entscheidungsaufwand wird zu groß und die Wahrscheinlichkeit für das Finden des Lösungs-Optimums wird zu klein) [20].

Verluste machen stärker unglücklich als vergleichbar große Gewinne glücklich machen: Vermeide Verluste, auch solche von Zielen und Idealen; lieber von vornherein etwas bescheidener herangehen [20, 21].

Eine aktive Lebenseinstellung und ein Verhalten, das durch Übernahme von Verantwortung geprägt ist, sind besser als eine passive Versorgungshaltung (siehe Kapitel *Welche Krankheitsverarbeitung bringt ein Plus an Lebensqualität*). Dies zeigt auch das Ergebnis der DMSGS2006, indem Zufriedenheitsmaße untereinander stark korrelieren, ohne wesentlich von anderen Faktoren, außer Depression, abhängig zu sein. Das spricht für das Vorliegen einer Grundeigenschaft der Persönlichkeit, nämlich der allgemeinen Fähigkeit, Zufriedenheit zu empfinden (Temperament-Faktor). Täglich ein Viertelstündchen Glück, z. B. ein entspanntes Gespräch mit dem Partner am Abend, ist auch langfristig dem Glück zuträglich [22].

Das Schreiben über die eigenen Gefühle, sei es in Form eines Tagebuchs oder in Form von Liebesbriefen, wirkt sich günstig auf die Partnerschaft aus. Dabei spielt es keine Rolle, ob der Partner das Geschriebene zu lesen bekommt oder nicht [23]. Eine gute Partnerschaft ist wiederum verbunden mit einer besseren Lebensqualität (Kapitel *Glück, Wohlbefinden, Zufriedenheit und Lebensqualität allgemein*) und in der DMSGS auch mit einer größeren Zufriedenheit (Kapitel *Lebensqualität und Basisdaten*).

Wenn behandelbare Symptome der MS oder wenn Begleiterkrankungen auftreten, dann sollte über entsprechende Ärzte (in der Regel über den behandelnden Neurologen, so das Ergebnis der DMSGS2006) eine geeignete Therapie eingeleitet werden. Beispiele hierzu finden sich folgenden im Kapitel *Therapien zur Besserung der Lebensqualität*.

Im Kapitel *Lebensqualität und Basisdaten* zeigte sich ein Zusammenhang von schlechter physischer Lebensqualität und Störungen der Erwerbstätigkeit. Ob es eine kausale Beziehung gibt, dass schlechte Lebensqualität wegen Behinderung mit Störungen der Erwerbsfähigkeit einhergeht oder ob auch umgekehrt ‚nicht arbeiten' selbst die Lebensqualität beeinträchtigt, lässt sich aus dem vorliegenden Datenmaterial der DMSGS2006 nicht beurteilen. Kausale Beziehungen gibt es vermutlich aber in beide Richtungen. Arbeit kann zu Flow-Erleben führen, Selbstwertgefühl steigern, hält Sozialkontakte aktiv und kann damit auch positiv die Lebensqualität beeinflussen. Andererseits haben schwer Behinderte oft keine Ressourcen mehr zur Berufsausübung, womit aber auch schlechte Lebensqualität verbunden ist und damit ebenfalls ein Zusammenhang zwischen Lebensqualität und Erwerbstätigkeitsstatus zustande kommt. Es gibt aber Ausnahmen: Eine Patientin eines Autors dieses Buches ist noch erwerbstätig mit einem EDSS über 8,0! Die Arbeit verschafft ihr nach ihren Angaben einen wichtigen Teil ihrer Lebensqualität.

Am Ende des Kapitels *Lebensqualität und Basisdaten* wurde herausgestrichen, dass eine aktuell bestehende Partnerschaft sich günstig auf die Zufriedenheit auswirkt. Auch wenn hier die Kausalität nicht aus den Daten gefolgert werden kann, ist sie doch plausibel. Das heißt nicht, dass jemand mit großer Zufriedenheit sich nicht auch leichter tut, einen Partner zu finden. Beide Kausalitäten gehen wahrscheinlich Hand in Hand: Mehr Zufriedenheit führt zu einer höheren Wahrscheinlichkeit, einen Partner zu finden, die Partnerschaft wiederum führt zu mehr Zufriedenheit. In diesem Sinne wird hier empfohlen, bestehende Partnerschaften gut zu pflegen, täglich sich Zeit dafür zu nehmen, jeden Tag ein kurzes Weilchen in entspannter Atmosphäre mit dem Partner zu verbringen und sollte man Single sein, sich die Gelegenheit zu geben, jemanden kennen zulernen, d. h. Sozialkontakte zu mehren und zu fördern.

7.3.2 Therapien zur Besserung der Lebensqualität

Im Kapitel *Lebensqualität und Basisdaten* zeigte sich ein Zusammenhang von schlechter physischer oder mentaler Lebensqualität unter anderem mit folgenden Symptomen: Fatigue, kognitive Störungen, Blasenstörungen und Schwindel. Was unter dem unspezifischen und für Laien schlecht definierbarem Begriff ‚Schwindel' im Einzelnen zu verstehen ist, entzieht sich unserer Kenntnis. Eine weitere Analyse von ‚Schwindel' ist anhand des Datenmaterials hierzu nicht Erfolg versprechend. Fatigue, kognitive Störungen, Blasenstörungen lassen sich teilweise pharmakologisch behandeln (Fatigue: Amantadin, Antidepressiva aus der Gruppe der SSRI, u. a.; Blasenstörungen durch urologische Arzneimittel, z. B. Oxybutinin), durch Rehabmaßnahmen verbessern (Fatigue, kognitive Störungen), durch Änderung des Tagesablaufes in den Griff bekommen (Fatigue, kognitive Störungen, Blasenstörungen) oder durch körperliches Ausdauertraining bessern (Fatigue, kognitive Störungen(?)). Manchmal lässt sich durch die eben genannten therapeutischen Interventionen die Lebensqualität entscheidend verbessern. Daten aus der Literatur hierzu sind weiter unten dargestellt.

Das Kapitel *Lebensqualität und Basisdaten* beschrieb einen Zusammenhang von schlechter physischer bzw. mentaler Lebensqualität unter anderem mit folgenden Krankheitserscheinungen: Übergang von schubförmiger MS in einen progredienten Verlauf ohne Schübe, EDSS hoch, Spastik, Gehstörungen, sexuelle Funktionsstörungen, Rollstuhlabhängigkeit und Muskelschwäche. Die zugelassenen Basistherapien (z. B. Interferone und Glatirameracetat) sind großteils krankheitsverzögernd, d. h. sie bremsen den EDSS-Zuwachs (Behinderungsprogression). Damit ist auch die Entwicklung der eben genannten Symptome (keine Daten für sexuelle Funktionsstörungen) und Krankheitserscheinungen günstig zu beeinflussen. Damit besteht auch die Chance, dass sich Lebensqualität günstig mit den Immuntherapeutika beeinflussen lässt. Daten aus der Literatur, welche diese Hypothese stützen, sind weiter unten dargestellt. Nebenwirkungen können diesen Effekt jedoch einschränken oder völlig zunichte machen. Das Regressionsmodell mit den DMSGS2006-Daten lieferte Hinweise darauf, dass es solche Nebenwirkungseffekte in relevantem Ausmaß gibt (Faktor ‚keine Immuntherapie' war günstig für die physische Lebensqualität).

Durch pharmakologische MS-spezifische Therapien im Sinne einer erfolgreich (wirksam und verträglich) durchgeführten Immunmodulation, aber auch durch nichtmedikamentöse therapeutische Maßnahmen lässt sich die gesundheitsbezogene Lebensqualität vermutlich mittel- und langfristig verbessern.

Immunprophylaxe. Interferon-Response (günstiger Therapieeffekt) wirkt sich günstig auf Messwerte der SF-36 aus, sowohl im intraindividuellen Zeitverlauf, als auch im Vergleich zu einer Kontrollgruppe. [24]. Hier könnten sowohl die Effekte ‚weniger Behinderung im Verlauf' und ‚aktive Krankheitsbewältigung' (offensives Vorgehen gegen die eigene Krankheit: Patienten spritzen sich selbst!) bei den behandelten Patienten dazu beitragen, dass sich die Lebensqualität günstiger entwickelt.

Depressionsbehandlung. Über die Bedeutung von antidepressiver Behandlung in den Fällen, wenn eine behandlungsbedürftige Depression vorliegt, wurde bereits im Kapitel *Wege aus der Depression, Wege zu Zufriedenheit und Lebensqualität* gesprochen, wobei die Therapie in Form einer antidepressiven Pharmakotherapie, einer Psychotherapie, oder auch in Form von slow-stroke-Ganzkörper-Massagen [25], letztere am besten täglich durch den geliebten Partner durchgeführt, erfolgen kann. Eine Kombination dieser drei Behandlungsverfahren kann die antidepressiven Effekte noch verstärken. Zusätzlich sollte durch körperliche, geistige, psychosoziale, körperliche und emotionale Aktivierung der Teufelskreislauf der Depression versucht werden zu durchbrechen. Der Teufelskreislauf wird getrieben durch Antriebshemmung und Interessensverlust (mit Anhedonie), wodurch der Betroffene passiver wird, zurückgezogener, in der Stimmung gedrückter, er in Folge weniger Stimuli durch die Umgebung und durch eigene Körperwahrnehmungen erhält, weniger Flow-Erlebnisse bekommt, was die depressive Stimmung weiter verschlechtert, die Antriebshemmung weiter verschlechtert, zu weiterem Interessensverlust führt, was wiederum zu noch weniger Aktivitäten führt, usw. Es ist schon so, dass die Depression versucht, ihrer eigenen Beseitigung im Wege zu stehen, indem sie Aktivierung zu verhindern versucht. Kognitive Verhaltenstherapie versucht unter anderem Aktivierung gezielt zu fördern und vor allem die erste Hemmschwelle zur Aktivierung zu beseitigen.

Rehabilitation, Physiotherapie, Ergotherapie, Sport, Entspannung. Rehabilitation verbessert Messwerte der SF-36, diese Besserung hält ca. 6 Monate an. [26]. Auch bei der Rehabilitation halten wir es für wichtig, aktive Komponenten der Behandlung zu betonen (Physiotherapie, aktive Mitarbeit in Gruppentherapien und Diskussionsrunden, Informationsveranstaltungen mit Eigenbeteiligung, Behindertensport, Logopädie, Ergotherapie, und nicht etwa übermäßige Betonung der passiven Therapiemaßnahmen (Fango, Massage, Vorlesungen, Vorträge, Sauna, Dampfbäder, Schlammbäder, u. ä.), wobei letztere, in vernünftigem Maße angewandt, schon hilfreich sein können, nur sollten sie im ausgewogenen Verhältnis zu aktiven Maßnahmen stehen, wo der Betroffene selbst aktiv wird, nicht nur der Therapeut. Noch wichtiger als rein passive Maßnahmen wären unter den eher passiven Maßnahmen aber doch solche, die eine aktive Komponente implizit beinhalten; denn diese können auch zu Hause weitergeführt werden und können Kontrollüberzeugungen stützen, die so wichtig für die Betroffenen sind. Solche „passiv-aktiven" Methoden stellen u. a. Entspannungstechniken dar, z. B. Yoga, autogenes Training, Meditation, progressive Muskelrelaxation nach Jacobson, aber auch die Feldenkrais-Methoden müssen dazu gerechnet werden. Besonders günstig sind Aktivitäten in Gemeinschaft, da soziale Kontakte ebenfalls antidepressiv wirken. Aktive Mitwirkung in der Therapie der Erkrankung mit Übernahme von Eigenverantwortung ist ein wichtiges Element des aktiven problemorientierten Copings.

Fatigue-Behandlung. Fatigue hat bei MS negativen Einfluss auf die Lebensqualität [2]. Es wird chronische Fatigue mit einer Dauer über 6 Wochen und über die Hälfte der Tage von akuter Fatigue mit kürzerer Dauer als 6 Wochen unterschieden [27]. Letztere tritt z. B. im Rahmen eines Schubes oder einer Hitzewelle auf. In diesem Falle ist die Schubtherapie gleichzeitig die Therapie der Fatigue. Zur Fatigue haben wir in der DMSGS2006 keine Daten erhoben, jedoch zeigte sich unter anderem in der NRW2004-Studie [2], dass Fatigue sowohl einen negativen Einfluss auf körperliche Lebensqualität als auch auf mentale Lebensqualität hat. Körperliche Aktivierung in Form von regelmäßiger körperlicher Betätigung im Rahmen der durch Behinderungen begrenzten Möglichkeiten, z. B. in Form von Aerobic, Fitness-Training oder auch Yoga können sowohl Fatigue als auch Lebensqualität verbessern helfen, möglicherweise mehr als durch Pharmaka (Amantadin, SSRI, Memantine u. a.) zu erwarten ist [28, 29, 30, 31]. Neben körperlichem Training sollte eine Tagesablaufplanung mit fest eingeplanten Phasen der Aktivität und Phasen der Ruhe (Pausen) erfolgen. Eingenommene Medikamente sollten kritisch hinsichtlich sedierender Nebenwirkungen überprüft werden (Fachinformation).

Kognitive Störungen. Bei kognitiven Störungen empfiehlt sich eine Tagesablaufplanung, Einhalten von Pausen, Strukturierung des Alltags mit strikter Pausenplanung, Vermeiden von Über- und Unterforderung und im Rahmen der Möglichkeiten auch körperliches Training. In Einzelfällen kann spezielles kognitives Training hilfreich sein, bloßes Hirnjogging bringt wahrscheinlich nichts [32]. In Reha-Einrichtungen, aber auch bei ambulant tätigen Neuropsychologen sind spezielle Trainingsprogramme durchführbar. Antidementiva sind bislang nicht für kognitive Störungen bei MS zugelassen, entsprechende Hinweise gibt es jedoch schon und weitere Studien sollen in den nächsten Jahren laufen. Zugelassen sind die Antidementiva bei MS nicht.

Coping. Die Krankheitsverarbeitung sollte aktiv, problemorientiert, offen, ehrlich sein, verbunden mit positiven Gefühlen (hoffnungsvoll aber realistisch), mit Sozialkontakten und einem ausreichenden Maß an Ablenkung gestaltet werden, siehe im Kapitel *Welche Krankheitsverarbeitung bringt ein Plus an Lebensqualität.* Psychotherapie (vor allem kognitive Verhaltenstherapie, aber auch Gesprächstherapie) oder auch der Besuch von speziellen Seminaren können hilfreich sein, die Krankheitsbewältigung zu verbessern. Psychotherapeutische Maßnahmen und Psychopharmaka sind oft hilfreich bei expliziten psychischen Begleiterkrankungen wie Depression, Angststörung, Zwangsstörung, Psychose und Störungen von Schlaf und psychischer Leistungsfähigkeit.

Symptomatische Therapie. Manche MS-spezifischen Symptome lassen sich medikamentös behandeln (z. B. Spastik, Blasenstörungen, Depression) [33]. Eine optimierte symptomatische Therapie lässt auch eine Besserung der Lebensqualität erwarten. Hierzu sollte der Neurologe aufgesucht werden, der die Indikation der zugelassenen Arzneimittel und ggf. Alternativen, die möglich sind, unter Berücksichtigung der Risiko-Nutzen-Relation prüft. Neben der pharmakologischen Therapie sollten Physiotherapie, Ergotherapie und Logopädie in den Fällen verordnet werden, wo ein Bedarf und ein erkennbarer Nutzen besteht. Leider sind den Verordnungen inzwischen Restriktionen auferlegt worden, so dass wir beobachten, dass das Verordnungsverhalten zurückhaltender geworden ist. Wenn jedoch eine Indikation besteht, können auch weiterhin Physiotherapie, Ergotherapie und Logopädie, sowie eine Vielzahl von Hilfsmitteln verordnet werden.

Schubtherapie. Schübe führen zu einer akuten Verschlechterung neurologischer und neuropsychologischer Funktionen und sollten deshalb intravenös mit Kortikoiden hoch dosiert behandelt werden [34]. Dies wird unter dem Gesichtspunkt empfohlen, das Outcome nach dem Schub zu verbessern (langfristig günstigere Funktionen als ohne Therapie) und die Schubdauer zu verkürzen. Wie bei den Zusammenhangsanalysen der DMSGS2006 und NRW2004 gezeigt, hängt Lebensqualität von neurologischen Ausfällen ab und es ist daher plausibel zu erwarten, dass erfolgreiche Schubtherapien zu einer günstigen Entwicklung der Lebensqualität beitragen können.

7.4 Ausblick

Wir möchten an dieser Stelle einen Blick in die Zukunft wagen, wie sie sich vielleicht gestalten könnte. Im aktuellen Gesundheitswesen mit Blick auf künftige Forschung und Entwicklung und im Hinblick auf die Bedeutung für das Glück (emotionale Komponente im Vordergrund), die Zufriedenheit (kognitive Bewertung im Vordergrund) und die Lebensqualität (komplexes Konstrukt aus emotionalen, psychosozialen, körperlichen und kognitiven Bewertungsmaßstäben) von kranken Menschen, möchten wir grob vier große Bereiche abstecken: Der erste Bereich betrifft die Therapie-Entwicklungen, der zweite Bereich handelt von Neurobiologie und Verhalten, der dritte Bereich beschreibt Gesundheitsökonomie und der vierte Bereich betrifft die Struktur des Gesundheitswesens.

Therapieentwicklungen. Die Arzneimittelforschung, die Chemie, die Biochemie, technische Disziplinen, medizinische Disziplinen und die medizinische Grundlagenforschung sind mit der Entwicklung neuer Therapieansätze für die Anwendung bei MS seit Jahren aktiv. Es werden in Zukunft viele neue Arzneimittel zur Behandlung der MS zugelassen werden. Einige davon werden in Tablettenform anwenderfreundlich sein (z. B. Cladribin, Fingolimod). Risiken und Nutzen müssen sich dann in den nach der Zulassung folgenden Jahren unter Alltagsbedingungen zeigen. Die neuen Arzneimittel bieten jedoch hinsichtlich Wirksamkeit und Anwendungsfreundlichkeit Chancen für die Patientenzufriedenheit und Lebensqualität.

Neurobiologie und Verhalten. Auch die Glücksforschung, die neurobiologische und verhaltensneurologische Forschung, die Verhaltensökonomie, die Systemtheorie, die Informatik, die Physik und experimentelle Psychologie werden Fortschritte machen und uns neue Erkenntnisse bringen, wie Wahrnehmung, Informationsverarbeitung, Entscheidungsprozesse und Verhalten funktionieren. Diese Erkenntnisse können auch im Hinblick auf die Ziele der Vermehrung von Glück, Zufriedenheit und Lebensqualität interpretiert werden. Die Umsetzung solcher Erkenntnisse bietet die Chance der Verbesserung von Zufriedenheit und Glück.

Gesundheitsökonomie. Die Gesundheitsökonomie, die Versorgungsforschung, die Mathematik, die Philosophie und andere theoretische Disziplinen, die Statistik, die Epidemiologie, die Ökonomie, die Medizin, die Rehaforschung, die Psychologie, aber auch die Politik und juristische Disziplinen werden Fortschritte machen. Diese werden zu neuen Erkenntnissen führen, wie man mit dem Ziel eines großen langfristigen gesellschaftlichen und individuellen Nutzens die zur Verfügung stehenden finanziellen Mittel sinnvoll verteilt. Aber auch zu Erkenntnissen, wie der Ist-Zustand der Versorgung ist, wie der Soll-Zustand auszusehen hat, und welche Wege vom jetzigen Ist- zum künftigen Soll-Zustand führen könnten. Notwendig hierfür ist das Erstellen von Datenbanken und Registern, die Durchführung von Befragungen und Verlaufsstudien, von Studien, die sich nicht nur um Behinderungen aufgrund körperlicher Funktionsstörungen (so genannte ‚harte' Kriterien), sondern auch um ‚weiche' Erscheinungen der MS (kognitive Störungen, Depression, Fatigue, Entscheidungsfindung, Compliance, Adhärenz, Coping, ...) und deren Folgen kümmern. Ferner ist auch eine laufende Nutzen-Kosten-Risiken-Überwachung von diagnostischen und therapeutischen Verfahren im klinischen Alltag außerhalb der alltagsfernen Studienbedingungen erforderlich. Neben Informationen aus Gesellschaftsperspektive lassen sich gerade in diesem skizzierten Bereich viele Informationen aus der Patientenperspektive gewinnen. Vielleicht tragen die in diesem Buch vorgestellten Inhalte ein kleines Quentchen an Erkenntnissen dazu bei.

Neustrukturierung im Gesundheitswesen. Schließlich sind Fortschritte bei der zunehmenden Vernetzung von Institutionen zu erwarten. Vernetzungen sind sinnvoll, um Informationsflüsse zu vereinfachen, Handlungspfade zu standardisieren, breit akzeptierten Konsens für Maßnahmen zu erzielen, Qualitätsmanagement zu etablieren, sich auszutauschen, bestimmte Vorstellungen gegenüber der Politik zu vertreten und durchzusetzen, interdisziplinäres Agieren zu ermöglichen, professionelle persönliche Kontakte zu pflegen, um Globalisierung zu ermöglichen, usw. Vernetzungen können beispielsweise zwischen ambulante (Praxen und Ambulanzen) und stationären Versorgungsinstitutionen (Kliniken), Kostenträgern, politischen Organisationen, Forschungsinstituten, Patientenorganisationen und Selbsthilfegruppen in unterschiedlichen Kombinationen stattfinden. Die aktuellen Entwicklungen im Gesundheitssystem, angestoßen durch das Gesundheitsreformgesetzt, sind von Vernetzungen geprägt – man denke an ‚integrierte Versorgung', an die Konstruktion von Medizinischen Versorgungszentren (MVZ), und Vernetzungen im Rahmen der an Kliniken neu zugelassenen Fachambulanzen mit niedergelassenen Ärzten, die zunehmende Anzahl von Qualitätszirkeln, Arbeitskreisen, bundesweiten Facharztnetzen, Disease-Management-Netzwerken, Kompetenznetzen –; es ist zu vermuten, dass Vernetzungen künftig noch weiter zunehmen werden. Wenn sich komplexe Systeme neu formieren, kann es nicht ausbleiben, dass unterschiedliche Partikularinteressen aufeinander stoßen. Der Gefahr, dass dadurch eine noch weiter überbordende Bürokratisierung durch ungebremste Regulierungswut auf uns zukommt, müsste von politischer Seite rasch und konsequent entgegen getreten werden.

Von diesen vier Bereichen, kann man annehmen, werden künftig wegweisende Impulse ausgehen. Insbesondere, wenn sich die Bereiche einander annähern und vielleicht im Rahmen einer Neustrukturierung und Vernetzung noch mehr multidisziplinär zusammenarbeiten, werden sich unterschiedliche Denk- und Erfahrungsansätze bündeln lassen. Wir erhoffen uns, durch weitere Forschungsaktivitäten, politischen Bestrebungen und Versorgungsverbesserungen dem Ziel nach einem glücklicheren und zufriedeneren Leben für möglichst viele von uns näher zu kommen. Vielleicht werden wir bei einer weiteren Befragung, vielleicht in 10 Jahren, solche Veränderungen registrieren können.

Literaturverzeichnis

Vorwort

[1] Haas J, Kugler J, Nippert I, Pöhlau D, Scherer P. Lebensqualität bei Multipler Sklerose – Berliner DMSG-Studie. Walter de Gruyter, Berlin, New York 2003.

[2] WHO – Deutsches Institut für Medizinische Dokumentation und Information DIMDI, WHO-Kooperationszentrum für die Familie Internationaler Klassifikationen (ed.) (2004): ICF Internationale Klassifikation der Funktionsfähigkeit, Behinderung und Gesundheit. Genf (deutsche Fassung). http://www.dimdi.de/static/de/klassi/index.htm

[3] Wirtz M, Schipper S, Kugler J. Versorgungssituation und Lebensqualität bei Multipler Sklerose: Status, Einflussgrößen und Handlungsmöglichkeiten. Deutschel Multiple Sklerose Gesellschaft Landesverband NRW e. V. (Hrsg.), dmv Deutscher Medizin Verlag Münster 2008.

[4] Voigt K, Worm I (2007). Lebensqualität von Multiple-Sklersos-Patienten – Ergebnisse einer schriftlichen Befragung der Mitglieder des Sächsischen Landesverbandes der Deutschen Multiplen Sklerose Gesellschaft. In: Twork S, Kugler J (Hrsg). Multiple Sklerose: Krankheitsbewältigung – Therapiemotivation – Lebensqualität. Erste Ergebnisse zum Coping-Training MS-Cope. Springer Heidelbarg 2007, S. 63–78.

Kapitel 1

[1] Haas J, Kugler J, Nippert I, Pöhlau D, Scherer P. Lebensqualität bei Multipler Sklerose – Berliner DMSG-Studie. Walter de Gruyter, Berlin, New York 2003.

[2] Hein T, Hopfenmüller W. (2000): Hochrechnung der Zahl an Multiple Sklerose erkrankten Patienten in Deutschland. Nervenarzt 2000; 71: 288–294.

[3] Kesselring Jürg S. Klinik (bei MS). In Brandt T, Cohen R, Helmchen H, Schmidt LR (Hrsg.). Multiple Sklerose, 4. Auflage, Kohlhammer Verlag 2005 Stuttgart, S. 106–189.

[4] Böker Frauke, Wenn die Liebe stirbt, geschiedene leben deutlich kürzer – das sagt eine deutsche Studie zur Lebenserwartung. Der Tagesspiegel, 12.11.2008, http://www.tagesspiegel.de/weltspiegel/;art1117,2658809.

[5] Sadovnik AD, Ebers GC, Wilsoon RW, Paty DW: Life expectancy in patients attending multiple sclerosis clinics. Neurology 1992 May; 42(5): 991–4.

[6] Rodriguez M, Siva A, Ward J, Stolp-Smith K, O'Brien P, Kurland L. Impairment, disability, and handicap in multiple sclerosis: a population-based study in Olmsted County, Minnesota. Neurology. 1994 Jan; 44(1): 28–33.

[7] Pittock SJ, McClelland RL, Mayr WT, Jorgensen NW, Weinshenker BG, Noseworthy J, Rodriguez M. Clinical implications of benign multiple sclerosis: a 20-year population-based follow-up study. Ann Neurol. 2004 Aug; 56(2): 303–6.

[8] Flachenecker P; Zettl UK. Krankheitsverlauf und Prognose. In Schmidt RM Hoffmann FA (Hrsg). Multiple Sklerose, Urban & Fischer München Jena 2006: Seiten 61–70.

[9] Haupts M, Smala A. Lebensqualität – gesundheitsökonomische Aspekte. In Schmidt RM, Hoffmann FA (Hrsg.). Multiple Sklerose 4. Auflage, 2006 Urban und Fischer, München, Jena, S. 361–370.

[10] Kobelt G, Lindgren P, Smala A, Bitsch A, Haupts M, Kölmel HW, König N, Rieckmann P, Zettl UK (2001): Costs and quality of life in multiple sclerosis. Hepac 2, S. 60–68.

[11] Krupp LB, Coyle PK, Doscher C, Miller A, Cross AH, Jandorf L, Halper J, Johnson B, Morgante L, Grimson R (1995): Fatigue therapy in multiple sclerosis: results of a double-blind,

randomized, parallel trial of amantadine, pemoline, and placebo. Neurology 45, 1956–1961.
[12] Schifferdecker M. (2006): Psychische Veränderungen – Krankheitsbewältigung – Patientenführung. In: Schmidt RM/Hoffmann FA (Hrsg.): Mutiple Sklerose, Urban und Fischer München, Jena 2006: 333–347.
[13] Flachenecker P, Rieckmann P (2003): Sozioökonomische Aspekte der Multiplen Sklerose. Nervenheilkunde 2003; 22: 39–42.
[14] Wirtz M, Schipper S, Kugler J. Versorgungssituation und Lebensqualität bei Multipler Sklerose: Status, Einflussgrößen und Handlungsmöglichkeiten. Deutschel Multiple Sklerose Gesellschaft Landesverband NRW e.V. (Hrsg.), dmv Deutscher Medizin Verlag Münster 2008
[15] Vickrey BG, Hays RD, Harooni R, Myers LW, Ellison GW. A health – related quality of life measure for multiple sclerosis. Qual Life Res. 1995; 4: 187–206.
[16] Ariely D (2008). Denken hilft zwar, nützt aber nichts – warum wir immer wieder unvernünftige Entscheidungen treffen. Droemer 2008, München. S. 212–236.
[17] Gefühle ‚beschreiben' – Wissenschaft und Liebesbriefe. Spitzer M. In: Spitzer M. Liebesbriefe & Einkaufszentren – Meditationen im und über den Kopf. Schattauer GmbH 2008 Stuttgart, S. 1–6.
[18] Spitzer M. Kann, darf, soll oder muss man Glück wissenschaftlich untersuchen? In: Spitzer M, Bertram W (Hrsg.) (2008) Braintertainment. Suhrkamptaschenbuch 2008 1. Aufl. Ulm. S. 121–158.
[19] Schwartz B. Die Qual der Wahl. Spektrum der Wissenschaft Dossier 6/08: 72–77.
[20] Twork S, Kugler J, Multiple Sklerose – Krankheitsbewältigung, Therapiemotivation, Lebensqualität. Erste Ergebnisse zum Coping-Training MS-COPE, Springer Heidelberg 2007.

Kapitel 2

[1] Haas J, Kugler J, Nippert I, Pöhlau D, Scherer P. Lebensqualität bei Multipler Sklerose – Berliner DMSG-Studie. Walter de Gruyter, Berlin, New York 2003.
[2] Müller-Oerlinghausen B, Berg C, Scherer P, Mackert A, Moestl HP, Wolf J. Wirkung einer „slowstroke"-Masssage als komplementäre Therapie bei stationären depressiven Patienten. Ergebnisse einer kontrollierten Studie. Dtsch Med Wochenschr. 2004 Jun 11; 129(24): 1363–8.

Kapitel 3

[1] Haas J, Kugler J, Nippert I, Pöhlau D, Scherer P. Lebensqualität bei Multipler Sklerose – Berliner DMSG-Studie. Walter de Gruyter, Berlin, New York 2003.
[2] Wirtz M, Schipper S, Kugler J. Versorgungssituation und Lebensqualität bei Multipler Sklerose: Status, Einflussgrößen und Handlungsmöglichkeiten. Deutschel Multiple Sklerose Gesellschaft Landesverband NRW e.V. (Hrsg.), dmv Deutscher Medizin Verlag Münster 2008.
[3] Voigt K, Worm I (2007). Lebensqualität von Multiple-Sklersos-Patienten – Ergebnisse einer schriftlichen Befragung der Mitglieder des Sächsischen Landesverbandes der Deutschen Multiplen Sklerose Gesellschaft. In: Twork S, Kugler J (Hrsg). Multiple Sklerose: Krankheitsbewältigung – Therapiemotivation – Lebensqualität. Erste Ergebnisse zum Coping-Training MS-Cope. Springer Heidelbarg 2007. S. 63–78.
[4] Stuke K, Flachenecker P, Zettl U-K, Elias W, Freidel M, Haas J, Pitschnau-Michel D, Schimrigk S, Rieckmann P. MS-Register in Deutschland 2008: Symptomatik der MS. Aktuelle Neurologie 2008; (suppl.1): S. 106.
[5] Wilson RS, Rosenbaum G, Brown G. 1979. The Problem of Premorbid Intelligence in Neuropsychological Assessment. Journal of Clinical Neuropsychology 1979; 1(1): 49–53.
[6] Die Welt, 20. 08. 2003, von dpa, Deutschland Schlusslicht bei der Geburtenrate. http://www.welt.de/ print-welt/article254258/Deutschland_Schlusslicht_bei_der_Geburtenra-

te.html (13.10.2009). Die Welt 10. 09. 2007, von dpa, Neues Geburtentief in Deutschland http://www.welt.de/politik/article1173042/Neues_Geburtentief_in_Deutschland.html (13.10.2009).

[7] Destatis: http://www.destatis.de/jetspeed/portal/cms/Sites/destatis/Internet/DE/Presse/pm/2006/11/PD06__496__81,templateId=renderPrint.psml; Pressemitteilung Nr. 496 vom 27.11.2006.

[8] Lublin FD, Reingold SC. 1996. Defining the clinical course of multiple sclerosis: results of an international survey. Neurology 1996; 46: 907–11.

[9] Haas J, Kugler J, Nippert I, Pöhlau D, Scherer P. Lebensqualität bei Multipler Sklerose – Berliner DMSG-Studie. Walter de Gruyter, Berlin, New York 2003. Seiten 37–43.

[10] Haas J, Kugler J, Nippert I, Pöhlau D, Scherer P. Lebensqualität bei Multipler Sklerose – Berliner DMSG-Studie. Walter de Gruyter, Berlin, New York 2003. Seite 52.

[11] Kurtzke JF 1983. Rating neurologic impairment in multiple sclerosis: an Expanded Disability Status Scale (EDSS). Neurology 1983; 33: 1444–1452.

[12] Haas J, Kugler J, Nippert I, Pöhlau D, Scherer P. Lebensqualität bei Multipler Sklerose – Berliner DMSG-Studie. Walter de Gruyter, Berlin, New York 2003. S. 37–39.

[13] Flachenecker P; Zettl UK. Krankheitsverlauf und Prognose. In Schmidt RM Hoffmann FA (Hrsg). Multiple Sklerose, Urban & Fischer München Jena 2006: Seiten 61–70.

[14] BMI-Club 2008. http://www.bmi-club.de/bmi-verteilung.html. (18.12.2008).

[15] Magwien 2008: http://www.magwien.gv.at/who/schwerpunktberichte/lebenserwartung/ pdf/morbid.pdf (13. 10. 2009).

Kapitel 4

[1] Flachenecker P; Zettl UK. Krankheitsverlauf und Prognose. In Schmidt RM Hoffmann FA (Hrsg). Multiple Sklerose, Urban & Fischer München Jena 2006: Seiten 61–70.

[2] Twork S, Nippert I, Scherer P, Haas J, Pöhlau D, Kugler J. Immunmodulating drugs in multiple sclerosis: compliance, satisfaction and adverse effects evaluation in a German multiple sclerosis population. Current Medical Research And Opinions 2007; 23(6): 1209–1215.

[3] Wirtz M, Schipper S, Kugler J. Versorgungssituation und Lebensqualität bei Multipler Sklerose: Status, Einflussgrößen und Handlungsmöglichkeiten. Deutschel Multiple Sklerose Gesellschaft Landesverband NRW e. V. (Hrsg.), dmv Deutscher Medizin Verlag Münster 2008.

[4] Voigt K, Worm I (2007). Lebensqualität von Multiple-Sklersos-Patienten – Ergebnisse einer schriftlichen Befragung der Mitglieder des Sächsischen Landesverbandes der Deutschen Multiplen Sklerose Gesellschaft. In: Twork S, Kugler J (Hrsg). Multiple Sklerose: Krankheitsbewältigung – Therapiemotivation – Lebensqualität. Erste Ergebnisse zum Coping-Training MS-Cope. Springer Heidelbarg 2007. S. 63–78.

[5] Multiple Sklerose Therapie Konsensus Gruppe (MSTKG) (2006): Immunmodulatorische Stufentherapie der Multiplen Sklerose – Aktuelle Therapieempfehlungen (September 2006) URL: http://www.dmsg.de/dokumente-archiv/ist_stand_september_2006.doc.pdf [Stand: 7.5.2008].

[6] Pöhlau D, Feucht J, Kallweit U, Rajda E, Schmidt S. Komplementäre Therapien. In Schmidt RM, Hoffmann FA (Hrsg.). Multiple Sklerose 4. Auflage, 2006 Urban und Fischer, München, Jena, S. 317–332.

[7] Allensbach (2002) Trend zu Naturheilmitteln hält ungebrochen an. Ärzte Woche 16/17.

[8] Schwartz CE, Laitin E, Brotman S, LaRocca N (1999). Utilization o unconventional treatments by persons with MS: Is it alternative or complementary? Neurology 52: 626–629.

[9] Marrie RA, Hadjimichael O, Vollmer T (2003). Predictors of alternative medicine use by multiple sclerosis patients. Multiple Sclerosis 461–466.

[10] Pucci E, Cartechini E, Taus B et al. (2004) Why physicians need to look more closely at the use of complementary and alternative medicine by multiple sclerosis patients. European Journal of Neurology 11: 263–267.
[11] Ariely D (2008). Denken hilft zwar, nützt aber nichts – warum wir immer wieder unvernünftige Entscheidungen treffen. Droemer 2008 München. S. 212–236.

Kapitel 5

[1] Spitzer M. Kann, darf, soll oder muss man Glück wissenschaftlich untersuchen? In: Spitzer M, Bertram W (Hrsg.) (2008) Braintertainment. Suhrkamptaschenbuch 2008 1. Aufl. Ulm. S. 121–158.
[2] Linke Sandra 2006. Wie zufrieden sind Hochbegabte? Glück-Lebensqualität-Wohlbefinden. Tectum Verlag. Marburg 2006.
[3] Nozick, Robert: Vom richtigen, guten und glücklichen Leben. Aus dem Amerikanischen. München, Deutscher Taschenbuch Verlag, 1993, 1–411.
[4] Christine Möllhoff. Der Drachenkönig besteigt den Thron. Der Tagesspiegel 7.11.2008, http://www.tagesspiegel.de/weltspiegel/Bhutan;art1117,2655203.
[5] Hirata J (2003). Putting gross national happiness in the service of good development. J Bhutan Stud; 9: 99–139.
[6] Kahnemann D (1999). Objective happiness. In: Kahnemann D, Diener E, Schwarz N (eds). Well-Being. The foundations of hedonic psychology. New Yourk: Russel Sage Foundation; 3–25.
[7] Dörner D. Die Logik des Misslingens – Strategisches Denken in komplexen Situationen. 3. Auflage 2004, Rororo science, Rowohlt Taschenbuch Verlag Reinbek bei Hamburg; S. 306–327.
[8] Diener E, Suh EM (1999). National differences in subjective well-being. In: Kahnemann D, diener E, Schwarz N (eds). Well-Being. The foundation of hedonic psychology. New York: Russel Sage Foundation; 434–50.
[9] Meyers DG, Diener E (1996). The pursuit of happiness. Scientific American; 5: 54–6.
[10] Eurofound, European Foundation for the Improvement of Living and Working Conditions, Www.eurofound.europa.eu. First European Quality of Life Survey 2003 (EQLS2003). http://www.eurofound.europa.eu/areas/qualityoflife/eqls/2003/eqls.htm.
[11] Eurofound, European Foundation for the Improvement of Living and Working Conditions, Www.eurofound.europa.eu. Second European Quality of Life Survey 2007 (EQLS2007). http://www.eurofound.europa.eu/areas/qualityoflife/eqls/eqls2007/results.htm
[12] Bernoulli, Daniel (1738), „Exposition of a New Theory on the Measurement of Risk", Econometrica vol. 22 (1954), pp. 23–36 (Version im Internet: http://www.math.fau.edu/richman/Ideas/daniel.htm).
[13] Medvec VH, Madey SF, Gilovich T (1995). When less is more: Counterfactual thinking and satisfaction among Olympic medalists. J Personal Soc Psychol; 69(4): 603–10.
[14] Strack F, Schwarz N, Gschneidinger E (1985). Happiness and reminiscing: The role of time perspective, mood, and mode of thinking. J Personal Soc Psychol; 49: 1460–9.
[15] Solnick S und Hemenway D (1998). Is more always better? A survey on positional concerns. J Econ Beh Organisation; 37: 373–83.
[16] Brickmann P, Coates D, Janoff-Bulman R (1978). Lottery winners and accident victims: is happiness relative? J Personal Soc Psychol; 36: 917–27.
[17] Layard R (2005). Happiness. Lessons from a new science. New York: The Penguin Press.
[18] Redelmeier DA, Kahnemann D (1996). Patient's memories of painful medical treatments: Realtimer and retrospective evaluations of two minimally invasive procedures. Pain; 116: 3–8.
[19] Kahnemann D (1999). Objective happiness. In: Kahnemann D, Diener E, Schwarz N (eds). Well-Being. The foundations of hedonic psychology. New Yourk: Russel Sage Foundation; 3–25.

[20] Schwarz N und Strack F (1999). Reports of subjective well-being: Judgmental processes and their methodological implications. In: Kahnemann D, Diener E, Schwarz N (eds). Well-Being. The foundation of hedonic psychology. New York: Russel Sage Foundation; 61–84.
[21] Strack F, Martin LL, Schwarz N (1988). Priming and communication: Social determinants of information use in judgement of life satisfaction. Eur J Soc Psychol; 18: 429–42.
[22] Schwarz N, Strack F, Mai HP (1991). Assimilation and contrast effects in part-whole questions sequences: A conversational logic analysis. Publ Opin Q; 55: 3–23.
[23] Csikszentmihalyi 1999. Mach was draus – Wann sind wir glückich und zufrieden. Psychologie Heute, 26,2: 21–28.
[24] Haller, Max/Markus Hadler (2006): How social relations and structures can produce happiness and unhappiness: an international comparative analysis. Social Indicators Research (2006) 75, S. 169–216; S. 175–177
[25] Allardt, Erik, 1993: Having, loving, being: An alternative to the Swedish model of welfare research. S. 88–94 in: Martha Nussbaum und Amartya Sen (Hg.), The quality of life. Oxford: Clarendon Press.
[26] Haupts M Smala Antje. Lebensqualität – gesundheitsökonomische Aspekte. In Schmidt RM, Hoffmann FA (Hrsg.). Multiple Sklerose 4. Auflage, 2006 Urban und Fischer, München, Jena, S. 361–370
[27] Bullinger M. Lebensqualität: Ein neues Thema in der Medizin? Zentralbl Gynäkol 2002; 124: 153–156.
[28] Tarlov AR, Ware JE, Greenfield S et al. (1983): The medical outcomes study: An application of methods for monitoring the results of medical care. Journal of the American Medical Association 262; 925–932.
[29] Ware JE (ed.). A 36-item short form SF-36 health survey manual and interpretation guide. The Health Institute, New England Medical Center, Boston 1994.
[30] Bullinger M, Kirchberger I. (1998): SF-36: Handbuch zum Gesundheitszustand: Handanweisung. Göttingen: Hofgrefe.
[31] Vickrey BG, Hays RD, Harooni R, Myers LW, Ellison GW. A health – related quality of life measure for multiple sclerosis. Qual Life Res. 1995; 4: 187–206.
[32] Karnofsky DA, Burchenal JH. The Clinical Evaluation of Chemotherapeutic Agents in Cancer. In: MacLeod CM (Ed), Evaluation of Chemotherapeutic Agents. Columbia Univ Press, 1949: 196.
[33] EuroQoL Group. EuroQoL – a new facility for the measurement of health related quality of life. Health Policy. 1990; 16: 199–208.
[34] Maslow AH (1999). Motivation und Persönlichkeit. Reinbeck bei Hamburg. Rowohlt 1999.
[35] Wirtz M, Schipper S, Kugler J. Versorgungssituation und Lebensqualität bei Multipler Sklerose: Status, Einflussgrößen und Handlungsmöglichkeiten. Deutschel Multiple Sklerose Gesellschaft Landesverband NRW e.V. (Hrsg.), dmv Deutscher Medizin Verlag Münster 2008.
[36] Von der Schulenburg J-M, Claes C, Greiner W, Uber A. (1998): Die deutsche Version des EuroQol-Fragebogens. Z. Gesundheitswissenschaft 6, 3–20.
[37] Schöffski O. von der Schulenburg J-M (Hrsg). Gesundheitsökonomische Evaluationen. Springer. Heidelberg 2002.
[38] Claes C, Greiner W, Uber A IN: Schöffski O, von der Schulenburg J-M (Hrsg). Gesundheitsökonomische Evaluationen. Springer Berlin Heidelberg New York 2002: 351–365.
[39] Nippert I, Scherer P. 2007. Quality of life and patients' characteristics in the Berlin MS-Society. Journal of Neurology 2007; 254 (suppl 3): 1–212.
[40] Herrmann BP, Vickrey B, Hays RD et al. (1996). A comparison of health-related quality of life in patietns with epilepsy diabetes and multiple sclerosis. Epilepsy Res 25(2): 113–118.
[41] Haas J, Kugler J, Nippert I, Pöhlau D, Scherer P. Lebensqualität bei Multipler Sklerose – Berliner DMSG-Studie. Walter de Gruyter, Berlin, New York 2003. Seite 43.
[42] Haas J, Kugler J, Nippert I, Pöhlau D, Scherer P. Lebensqualität bei Multipler Sklerose – Berliner DMSG-Studie. Walter de Gruyter, Berlin, New York 2003. Seiten 37–39.

[43] Stolzenberg H (2000): Bundes-Gesundheitssurvey 1998. Public Use File BGS98. Dokumentation des Basisdatensatzes. Berlin: Robert Koch Institut.
[44] Haas J, Kugler J, Nippert I, Pöhlau D, Scherer P. Lebensqualität bei Multipler Sklerose – Berliner DMSG-Studie. Walter de Gruyter, Berlin, New York 2003. Seiten 50–51.
[45] Haas J, Kugler J, Nippert I, Pöhlau D, Scherer P. Lebensqualität bei Multipler Sklerose – Berliner DMSG-Studie. Walter de Gruyter, Berlin, New York 2003. Seite 43.

Kapitel 6

[1] Haas J, Kugler J, Nippert I, Pöhlau D, Scherer P. Lebensqualität bei Multipler Sklerose – Berliner DMSG-Studie. Walter de Gruyter, Berlin, New York 2003.
[2] Pittock SJ, McClelland RL, Mayr WT, Jorgensen NW, Weinshenker BG, Noseworthy J, Rodriguez M. Clinical implications of benign multiple sclerosis: a 20-year population-based follow-up study. Ann Neurol. 2004 Aug; 56(2): 303–6.

Kapitel 7

[1] Haas J, Kugler J, Nippert I, Pöhlau D, Scherer P. Lebensqualität bei Multipler Sklerose – Berliner DMSG-Studie. Walter de Gruyter, Berlin, New York 2003.
[2] Wirtz M, Schipper S, Kugler J. Versorgungssituation und Lebensqualität bei Multipler Sklerose: Status, Einflussgrößen und Handlungsmöglichkeiten. Deutschel Multiple Sklerose Gesellschaft Landesverband NRW e. V. (Hrsg.), dmv Deutscher Medizin Verlag Münster 2008.
[3] Voigt K, Worm I (2007). Lebensqualität von Multiple-Sklersos-Patienten – Ergebnisse einer schriftlichen Befragung der Mitglieder des Sächsischen Landesverbandes der Deutschen Multiplen Sklerose Gesellschaft. In: Twork S, Kugler J (Hrsg). Multiple Sklerose: Krankheitsbewältigung – Therapiemotivation – Lebensqualität. Erste Ergebnisse zum Coping-Training MS-Cope. Springer Heidelbarg 2007: S. 63–78.
[4] Schifferdecker M. (2006): Psychische Veränderungen – Krankheitsbewältigung – Patientenführung. In: Schmidt RM/Hoffmann FA (Hrsg.): Mutiple Sklerose, Urban und Fischer München, Jena 2006: 333–347.
[5] Twork S, Kugler J, Multiple Sklerose – Krankheitsbewältigung, Therapiemotivation, Lebensqualität. Erste Ergebnisse zum Coping-Training MS-COPE, Springer Heidelberg 2007.
[6] Hellige B (2002) Living with a chronic progressive form of multiple sclerosis – a balance act. Pflege 15: 284–292.
[7] Rumpf HJ, Wessel K (1995) Copingmuster und Adaptivität bei multipler Sklerose. Nervenarzt 66: 624–629.
[8] Kirsch I, Deacon BJ, Huedo-Medina TB, Scoboria A, Moore TJ, Johnson BT. Initial severity and antidepressant benefits: a meta-analysis of data submitted to the Food and Drug Administration. PLoS Med. 2008 Feb; 5(2): e45.
[9] Aldenhoff J. Glückspille oder chemische Keule. Wie behandeln wir die Seele? In: Spitzer M, Bertram W (Hrsg.). Braintertainment 158–173. Suhrkamp Stuttgart.
[10] Christian Stöcker. ANTIDEPRESSIVA – Forscher bezweifeln Wirkung von Prozac. Spiegel online 26.02.2008; http://www.spiegel.de/wissenschaft/mensch/0,1518,537832,00.html
[11] Zettl UK, Langdon DW, Scherer P, Bauer-Steinhusen U, Fredrikson S, Wicklein EM. Kognition bei Patienten mit einem klinisch isolierten Syndrom: Baseline-Daten der deutschen Kohorte in der CogniCIS-Studie. Aktuelle Neurologie 2008; (suppl.1): S. 103.
[12] Wicklein EM, Fredrikson S, Scherer P, Bauer-Steinhusen U, Langdon DW, Zettl UK. Kognition bei Patienten mit früher Multipler Sklerose: Baseline-Daten der deutschen Kohorte in der CogniMS-Studie. Aktuelle Neurologie 2008; (suppl. 1): S. 104.

[13] Muthny FA (1989): Freiburger Fragebogen zur Krankheitsverarbeitung. Manual. Weinheim: Beltz Test.
[14] Sapolsky RM. Stress zähmen. Spektrum der Wissenschaft. Dossier 6/08: 28–37.
[15] Stuke K, Flachenecker P, Zettl U-K, Elias W, Freidel M, Haas J, Pitschnau-Michel D, Schimrigk S, Rieckmann P. MS-Register in Deutschland 2008: Symptomatik der MS. Aktuelle Neurologie 2008; (suppl. 1): S. 106.
[16] Diener E, Sandvik E, Pavot W (1991). Happiness is the frequency, not the intensity, of positive versus negative affect. In Strack F, Argyle M and Schwarz N (Hrsg), subjective wellbeing: an interdisciplinary perspective (pp 119–139). Oxford, England, UK: Pergamon Press, Inc viii.
[17] Walden R (2003) Glück und Unglück; Glücks- und Unglückserlebnisse aus interaktionistischer Sicht. Heidelbrg: Asanger.
[18] Altenhofen F (1994). Glückserleben und Glücksvorstellungen bei an Krebs erkrankten und bei gesunden enschen. Europäische Hochschulschriften. Frankfurt a. M.: Peter Lang.
[19] Linke Sandra 2006. Wie zufrieden sind Hochbegabte? Glück-Lebensqualität-Wohlbefinden. Tectum Verlag. Marburg 2006.
[20] Schwartz B. Die Qual der Wahl. Spektrum der Wissenschaft Dossier 6/08: 72–77.
[21] Bernoulli, Daniel (1738), „Exposition of a New Theory on the Measurement of Risk", Econometrica vol. 22 (1954), pp. 23–36 (Version im Internet: http://www.math.fau.edu/richman/Ideas/daniel.htm).
[22] Spitzer M. Kann, darf, soll oder muss man Glück wissenschaftlich untersuchen? In: Spitzer M, Bertram W (Hrsg.) (2008) Braintertainment. Suhrkamptaschenbuch 2008 1. Aufl., Ulm. S. 121–158.
[23] Gefühle ‚beschreiben' – Wissenschaft und Liebesbriefe. Spitzer M. In: Spitzer M. Liebesbriefe & Einkaufszentren – Meditationen im und über den Kopf. Schattauer GmbH 2008, Stuttgart. S. 1–6.
[24] Haupts M, Elias G, Hardt C et al. (2003) Lebensqualität bei Patienten mit schubförmiger MS in Deutschland. Nervenarzt 74: 144–50.
[25] Müller-Oerlinghausen B, Berg C, Scherer P, Mackert A, Moestl HP, Wolf J. [Effects of slow-stroke massage as complementary treatment of depressed hospitalized patients]. Wirkung einer „slow-stroke"-Masssage als komplementäre Therapie bei stationären depressiven Patienten. Ergebnisse einer kontrollierten Studie. Dtsch Med Wochenschr. 2004 Jun 11; 129(24): 1363–8.
[26] Freeman JA, Langdon DW, Hobart JC et al. (1999) Inpatient rehabilitation in multiple sclerosis: do the benefits carry over into the community? Neurology 52(1): 50–56.
[27] Haupts M S. 32–38, in Henze T (Hrsg) (2005). Symptomatische Therapie der MS. Thieme. Stuttgart New York 2005.
[28] Fragoso YD, Santana DL, Pinto RC. The positive effects of a physical activity program for multiple sclerosis patients with fatigue. NeuroRehabilitation. 2008; 23(2): 153–7.
[29] Petajan JH, Gappmaier E, White AT, Spencer MK, Mino L, Hicks RW. Impact of aerobic training on fitness and quality of life in multiple sclerosis. Ann Neurol. 1996 Apr; 39(4): 432–41.
[30] Mostert S, Kesselring J. Effects of a short-term exercise training program on aerobic fitness, fatigue, health perception and activity level of subjects with multiple sclerosis. Mult Scler. 2002 Apr; 8(2): 161–8.
[31] Oken BS, Kishiyama S, Zajdel D, Bourdette D, Carlsen J, Haas M, Hugos C, Kraemer DF, Lawrence J, Mass M. Randomized controlled trial of yoga and exercise in multiple sclerosis. Neurology. 2004 Jun 8; 62(11): 2058–64.
[32] Penner IK, vogt A, Kobel M, Stöcklin M, Opwis K, Kappos L, Calabrese P. BrainStim – Wirksamkeit eines neu entwickelten kognitiven Trainingsprogramms als therapeutische Intervention. Aktuelle Neurologie 2008; (suppl. 1): S74.

[33] Multiple Sklerose Therapie Konsensus Gruppe (MSTKG) (2004): Symptomatische Therapie der Multiplen Sklerose. Nervenarzt 75 Suppl. 1, S2–S39.

[34] Multiple Sklerose Therapie Konsensus Gruppe (MSTKG) (2006): Immunmodulatorische Stufentherapie der Multiplen Sklerose – Aktuelle Therapieempfehlungen (September 2006) URL: http://www.dmsg.de/dokumente-archiv/ist_stand_september_2006.doc.pdf [Stand: 07.05.2008].

Sachverzeichnis

Printed and bound by CPI Group (UK) Ltd, Croydon, CR0 4YY
30/09/2026
14973060-0002